Libérez-vous du tabac !

Du même auteur

Stress-Control
Éloge de la sieste
Mangez mieux, vivez mieux !
Renforcez votre immunité
Comment réussir ses examens
Délicieux insectes
Méthode pratique de gestion du stress
Le nucléaire, avenir de l'écologie ?

Voir www.comby.org et cliquer sur « livres »

Publications scientifiques :

Modélisation numérique des trajectoires de rentrées atmosphériques d'engins spatiaux pilotables
La lutte anti-tabac dans l'entreprise
Influence du facteur alimentaire sur l'évolution de l'état de santé de sujets séropositifs au virus HIV
Multi-parameter analysis of tremor
New method for the measurement of tremor at rest
Méthode optimale et contrôlée de production industrielle d'insectes

BRUNO COMBY

Libérez-vous du tabac !

J'ai lu

Bienêtre

Précédemment paru sous les titres :
Comment-vous libérer du tabac
aux Éditions Dangles et *Tabac,
libérez-vous !* aux éditions J'ai lu.

REMERCIEMENTS

Je tiens à remercier très sincèrement tous ceux qui, de près ou de loin, ont collaboré à la réalisation de cet ouvrage, et plus particulièrement :

— Les fumeurs et anciens fumeurs.

— Le Pr Joyeux pour sa préface et son soutien moral.

— Le Dr Guillot (médecin anti-tabac de l'hôpital Saint-Jacques).

— M. de Givry du Comité national contre le tabagisme (CNCT).

— Le Pr Tubiana (directeur de l'institut Gustave-Roussy, Villejuif) pour ses observations.

— La ligue Vie et Santé (qui organise le *Plan de cinq jours*).

— Le Dr Foulquié (médecin du travail).

— M. Alban de Jong (sophrologue).

— Le Dr Christian Caussé, pour ses conseils et son amitié (ex-médecin du Premier ministre).

— Jacques Gollion, Solange Quarmeau et Armelle Sarton, pour leurs suggestions et améliorations sur le texte.

— Anne-Isabelle, pour sa compréhension et son soutien.

SOMMAIRE

PRÉFACE

Le tabac tue cinq millions de personnes dans le monde chaque année.

Vous ne voulez pas être l'une d'elles ?

Chirurgien du cancer et professeur de cancérologie à la Faculté de Montpellier, je suis affolé par les méfaits du tabac. Je vois de plus en plus d'hommes et de femmes atteints par le cancer du poumon, mais aussi par des cancers du larynx, de l'œsophage, de la langue, de la vessie, du sein... Tous ces cancers sont totalement ou partiellement liés au tabac. Malheureusement, avouons-le, nous avons des difficultés à les guérir. Sur 100 malades atteints de cancer du poumon, nous n'en guérissons pas plus de 20, sur 100 cancers de l'œsophage, pas plus de 15, du sein pas plus de 50...

J'ai lu ce livre une plume à la main. Avec enthousiasme, j'ai accepté de le préfacer car il est « super utile » !

Bruno Comby, polytechnicien, directeur d'un laboratoire de recherche, a très bien compris le problème. Il a trouvé la solution : **cesser de fumer ne s'improvise pas...** Ce désir, vous l'avez et c'est lui qui vous fait lire ce livre ; il est parfois comme une graine : tout petit ; nous allons le cultiver, le « faire grandir ».

Lisez, ne perdez pas de temps. Ce livre s'adresse à tous les âges :

— À toi, vieux fumeur, tu peux t'arrêter vite puisque le risque de cancer du poumon redevient celui d'un non-fumeur au bout de 15 ans, et que ton risque d'infarctus du myocarde redevient celui d'un non-fumeur deux ans après l'arrêt du tabac.

— À toi, jeune et belle fille qui a commencé à prendre l'habitude de fumer parce que ça fait « in », tu apprendras que le tabac donne des tics, favorise les rides, rend la chevelure plus fragile, donne des enfants prématurés, avance l'âge de la ménopause.

— À toi, bon gars de 15 ans, collégien, lycéen, le tabac affaiblit la mémoire, la volonté, la capacité de concentration... Donc ne fume pas en période d'examen.

— À toi, jeune future maman qui attend ton premier enfant, fumer fait courir à ton bébé le risque de ne jamais voir le jour (on compte 28 mort-nés pour 1 000 naissances quand la mère a continué de fumer pendant sa grossesse, contre 8 ‰ si elle s'est arrêtée pendant sa grossesse).

— À toi, homme de 40 ans qui fume depuis 20 ans, tes cigarettes gênent l'épanouissement de ta sexualité : « Le taux de testostérone des fumeurs est plus faible, le nombre de spermatozoïdes anormaux est plus élevé... le tabac est un facteur d'impuissance chez l'homme. »

— À toi, femme ou homme qui vit solitaire et qui pense que la cigarette, le cigare ou la pipe sont comme une compagne, un compagnon de vie, tu prendras conscience que le tabac limite ton rayonnement.

— À toi, chef d'entreprise, ce livre t'apprendra que chaque employé, chaque cadre de ta société qui fume coûte à l'entreprise chaque année environ 1 000 euros de plus que le cadre ou le salarié qui ne fume pas.

Dans ce livre, Bruno Comby, en scientifique et en fin psychologue, donne la méthode adaptée à chaque cas. Même si vous avez déjà essayé, si vous avez rechuté en reprenant cette mauvaise habitude de fumer, ne vous découragez pas. Avec joie et optimisme, vous vous arrêterez de fumer. Ce livre, il vous le faut ; il vous coûtera moins cher que de continuer cette drogue.

Lecteur, ce livre, fais-le connaître car notre société tue chaque jour avec le tabac de plus en plus de jeunes et de moins jeunes. Ils ne se rendent compte que la vie vaut la peine d'être totalement vécue que lorsqu'ils tombent malades, lorsqu'ils sont eux-mêmes atteints du cancer.

L'avenir du cancer est dans ce livre ; Bruno Comby le démontre ; il est au service de tous les fumeurs.

Pr Henri JOYEUX
Chirurgien du cancer ;
Professeur à la Faculté de
médecine de Montpellier ;
Prix international de cancérologie.

« J'ai trouvé ce livre extrêmement sympathique, comme doit l'être son auteur. Il est plein d'enthousiasme, de désir d'aider, de bonne volonté et mérite d'être encouragé... »

Professeur Maurice TUBIANA
(directeur de l'institut Gustav Roussy, à Villejuif,
centre anti-cancer n° 1 en Europe)

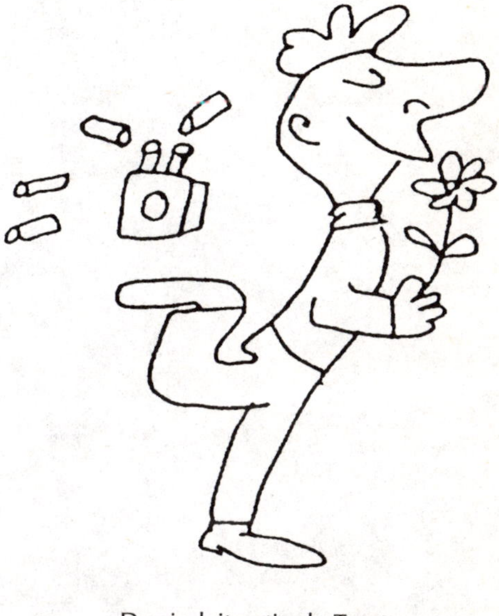

Dessin leitmotiv de Trez.

INTRODUCTION

> *« Le plaisir de ne pas fumer est supérieur au plaisir de fumer. »*
>
> Bernard CLAVEL

À QUI S'ADRESSE CE LIVRE ?

Trois fumeurs sur quatre souhaitent cesser de fumer. Le tabac, produit de consommation courante, est mal connu du grand public. Ce livre sera utile à tous ceux qui désirent s'en libérer. Ils y trouveront les moyens d'y parvenir. Il intéressera aussi ceux qui cherchent des conseils pour aider un proche à cesser de fumer et ceux qui veulent vaincre d'autres drogues, l'alcoolisme, la boulimie ou d'autres troubles du comportement. Ces mauvaises habitudes qui enferment dans des cercles vicieux présentent de nombreux points communs ; s'en défaire relève de la même démarche.

LA CIGARETTE, FATALITÉ DES TEMPS MODERNES ?

Les pays les plus développés sont aussi les plus gros consommateurs de tabac. Le tabagisme serait-il la rançon du progrès, une sorte de fatalité des Temps modernes ? Après plusieurs décennies à la poursuite de richesses matérielles, beaucoup s'interrogent. La maladie et la déprime frappent toujours des femmes et des hommes pourtant nantis. L'argent ne fait pas le bonheur et la médecine, malgré tous les progrès effectués, ne peut maintenir en bonne santé un homme qui fume, boit trop d'alcool et mange n'importe quoi. Cette soif de satisfactions matérielles se transforme en une quête de mieux-être. Le besoin d'authenticité supplante celui de paraître. Dans ce contexte, la cigarette est superflue.

Si l'on dresse un inventaire des nuisances actuelles, on se rend compte qu'il en est de deux sortes. Les *extrinsèques* nous sont imposées (le bruit ambiant, la pollution atmosphérique, les additifs alimentaires...) tandis que les *intrinsèques* restent sous notre contrôle (le bruit de la télévision et de la radio, la fumée du tabac, les aliments que nous choisissons...). Souvent, les nuisances extrinsèques se voient accuser de tous nos maux, ce qui permet d'éviter de se remettre en question. Pourtant, leur importance est minime devant l'autopollution que nous nous infligeons. Opter pour une vie saine est possible. En fumant, on entretient un mode de vie « inhumain ». Choisir de ne plus s'adonner à l'usage du tabac sera facilité en retrouvant, au moins momentanément, une meilleure hygiène de vie.

L'homme a toujours fumé, dit-on. Effectivement, mais dans quelle mesure ? Importée d'Amérique au XVIe siècle, la consommation de tabac a été multipliée par plus de 12 500 entre 1860 et aujourd'hui. Si la quantité de nourriture qu'un adulte avale quotidiennement avait augmenté dans les mêmes proportions, il nous faudrait manger chaque jour environ quinze tonnes d'aliments !

Fumer procure un certain plaisir. Cet aspect positif de la cigarette s'explique en partie par l'action du tabac dans notre corps, au moment même où il l'endommage. Pour choisir en connaissance de cause, il faut peser le pour et le contre. D'abord fumeur pour l'attitude, on le demeure par habitude. L'usage régulier du tabac crée la servitude. Heureusement, nous pouvons en toute conscience choisir de briser ce cercle vicieux et ne plus considérer la cigarette ni comme une Diane enchanteresse, ni comme une fatalité.

Faisons le bilan des cigarettes fumées en une journée : combien procurent du plaisir et combien sont prises par besoin, sans être vraiment appréciées ? Lorsque l'on fume plus d'un paquet par jour, seulement quatre ou cinq cigarettes sont fumées réellement pour le plaisir ; cinq sur vingt... maigre rendement ! Avec le temps, **le plaisir s'estompe tandis que la servitude augmente**. Il faudrait pouvoir ne fumer que ces quelques cigarettes source de satisfaction ; malheureusement, nous verrons plus loin que ce n'est pas possible. Dans un monde bien tumultueux par ailleurs, **se libérer du tabac s'impose de plus en plus comme un choix nécessaire.**

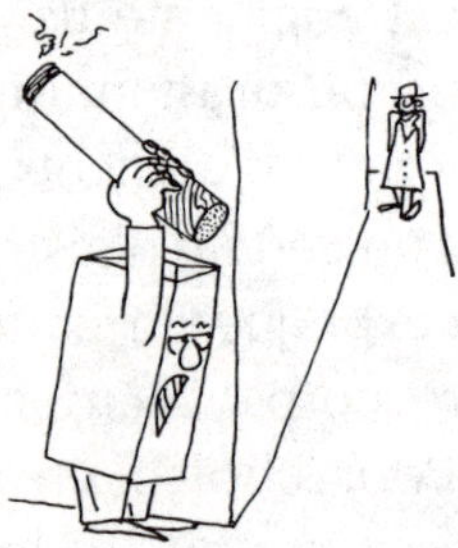

DIX IDÉES ESSENTIELLES

Il est important pour notre santé, notre bonheur et notre liberté de vivre sans fumer. L'homme n'est pas fait pour fumer.

Cesser de fumer est un choix. On ne peut pas obliger quelqu'un à arrêter de fumer. Une bonne méthode facilite la réalisation de ce choix.

Arrêter de fumer n'est pas frustrant. Au contraire, c'est une libération, une porte ouverte sur un avenir meilleur.

Des moyens naturels et efficaces peuvent être mis en œuvre pour arrêter de fumer. Avant de partir en vacances, on prépare son voyage bien à l'avance.

Cesser de fumer ne s'improvise pas, cela se prépare.

Un être humain est à la fois corps et esprit. Ces deux éléments ensemble décident et conduisent nos comportements. Fumer a des conséquences à la fois sur ces deux éléments et sur notre comportement. Pour se libérer facilement du tabac, on agira donc sur ces trois niveaux simultanément : physique, psychique et comportemental. À la différence de la plupart des méthodes anti-tabac qui n'agissent que sur une de ces dimensions, la méthode présentée ici pour cesser de fumer est particulièrement efficace parce qu'elle agit simultanément sur ces trois niveaux.

Le désir de ne plus fumer peut être considérablement renforcé en suivant des conseils appropriés. La force du désir permet de choisir.

Le tabac fait partie d'un cycle dont les éléments s'entraînent les uns les autres. Certains aliments et parfois le mode de vie nous poussent vers la cigarette. Nous pouvons appeler cela « l'environnement du tabac ». Pour arrêter de fumer, il faut agir sur l'environnement du tabac.

La publicité et le mimétisme exercent des pressions considérables qui incitent à fumer. Nous sommes conditionnés pour fumer. Nous allons nous déconditionner.

Les petites choses faciles à faire font les grandes réussites.

Ces idées ont inspiré la rédaction de cet ouvrage dont le seul but est de vous aider à vous libérer du tabac. Je ne saurais trop conseiller à ceux qui auraient besoin d'un véritable soutien moral (difficile à trouver dans un livre !) d'en parler à un ami, ou peut-être d'aller consulter un médecin, appeler une « quit-line » (ligne téléphonique d'information sur l'arrêt du tabac), et même pourquoi pas participer à un séminaire anti-tabac ou à un groupe de sevrage tabagique. Des adresses utiles sont données en fin de volume.

POURQUOI BEAUCOUP DE TENTATIVES ÉCHOUENT

Un grand nombre de personnes veulent se libérer du tabac. Pourtant, la plupart des tentatives échouent ; pourquoi ? Le souvenir même des résolutions non tenues sape la confiance en soi. Combien de fois cette petite phrase « *J'arrête de fumer* » a-t-elle résonné en nous ? Et quel écho a-t-elle reçu ?

Les échecs passés importent peu, car maintenant vous saurez comment réussir. Selon la façon dont on s'y prend, cesser de fumer peut être faisable ou présenter d'insurmontables difficultés. Examinons quelques cas typiques :

Jean-Marc veut arrêter de fumer mais son désir n'est pas vraiment mûr, il manque de conviction. Alors il se dit qu'il ferait bien d'arrêter mais repousse toujours l'échéance. Une bonne préparation renforcera son désir. La cigarette était une amie. Lorsqu'on la quitte, elle devient vicieuse, méchante et cherche à s'accrocher. Vouloir transiger avec elle, se dire : « *Je vais continuer à fumer, mais moins* », ou « *Je vais m'en débarrasser, mais pas aujourd'hui, bientôt* », c'est accepter qu'elle nous grignote encore un peu. Agir de façon radicale, c'est être certain de retrouver sa liberté.

Certains arrêtent de fumer sur un coup de tête. C'est l'improvisation. Souvent, cela résulte d'une prise de conscience : on vient de tousser pendant une semaine, les performances sportives sont en baisse, un ami vient de mourir d'un cancer du poumon. Conclusion : « *J'arrête de fumer.* » Ce déclic nous met sur la bonne voie mais ensuite il faut tenir cette résolution. Et comment s'y prendre ? Il manque le mode d'emploi. Naviguer dans le brouillard est une chose difficile et risquée. Nous ferons le point au chapitre 4 avant de nous désintoxiquer rationnellement au chapitre 7.

Une autre tentative consiste à décréter : « *J'arrête de fumer et je m'y tiens.* » C'est une excellente méthode, mais seuls les « supermen » ou « superwomen » de la volonté parviennent à l'appliquer. Or nous verrons que l'action de la cigarette sur le système nerveux diminue la volonté.

Les plus prévoyants préparent leur affaire, mais n'ont toujours pas le mode d'emploi complet. Un ami leur aura parlé d'une méthode dont on dit qu'elle marche, leur aura donné une « recette ». Ils sauront par exemple qu'il faut se débarrasser de toutes ses cigarettes ; les jeter à la poubelle. Ceux-là ont déjà plus de chances de réussir et cela leur sera aussi plus facile. Mais ils risquent de tomber dans d'autres pièges. Des difficultés subsistent. Car la cigarette est tentaculaire, elle s'insinue dans toutes les parties de notre être : notre corps qui s'habitue à la nicotine, notre esprit qui trouve dans la cigarette un certain réconfort, nos gestes et même nos pensées... L'absence de cigarettes peut nous faire tourner en rond un dimanche soir à la recherche d'un bureau de tabac ouvert. On se trouve dans une situation où la cigarette a pris en partie le contrôle des événements : elle nous tient les quatre membres et la tête enfermés chacun dans un piège. Une méthode de désintoxication tabagique utilisée sans approche globale (par exemple psychologique, ou l'acupuncture ou le timbre à la nicotine) libère l'un des membres. C'est bien, mais il faudra encore se battre pour dégager les autres.

Ce livre propose une **approche globale** du tabagisme. Les conseils donnés tiennent compte **à la fois des aspects psychologiques et physiologiques** du tabac. Le Dr Bauer, membre de l'American Medical Association, affirme que « la santé totale inclut les aspects spirituel, émotionnel et social de la vie, au même titre que l'aspect physique ». Fastidieux, direz-vous ? Non point, car vous vous apercevrez très vite que la mise en pratique de ces conseils simples est terriblement efficace. Une fois les pièges ouverts, plus besoin de se démener, il suffit de s'en aller tranquillement.

ARRÊTER DE FUMER : UN CHOIX

Disposer de la clé est une chose, mais encore faut-il désirer sortir du piège. Vouloir vivre mieux, sans tabac, résulte d'un choix. Personne ne peut le faire à votre place. On n'oblige pas quelqu'un à s'arrêter de fumer. Pour une fois nous sommes vraiment libres. N'est-ce pas merveilleux !

Choisir de ne plus fumer, c'est disposer de sa liberté.

La capacité de choisir est une chose essentielle. Tout au long de la journée nous ne cessons d'effectuer des choix : prendre la voiture ou aller à pied, regarder à droite ou à gauche, marcher ou courir... Certains choix sont plus importants que d'autres. Souvent, on accuse la fatalité de tous nos maux. Or la fatalité c'est le flot des événements qui nous assaillent de toutes parts sans que nous l'ayons choisi. C'est, par exemple, la fatalité qui fait tomber une branche d'arbre sur notre tête, c'est l'absence de choix.

Fumer : on ne l'a pas vraiment choisi ; on a fumé une cigarette, puis une autre et petit à petit... Par contre, **se libérer du tabac constitue un choix conscient**. Quels que soient l'âge et la quantité de tabac fumé, on ne regrette jamais ce choix. Voici des réflexions d'anciens fumeurs quelques années plus tard :

— « *Cela valait vraiment le coup.* »

— « *Cela n'a pas été une partie de plaisir au début, mais je ne regrette pas d'avoir tenu.* »

— Une personne qui fumait quatre paquets par jour depuis trente ans (une performance !), ayant arrêté grâce à un séminaire anti-tabac, témoigne : « *Je ne pensais pas que ce serait aussi facile.* »

FORMULE DU SUCCÈS

Lorsque l'on est bien décidé, cesser de fumer s'avère toujours plus facile que prévu. Le plus dur n'est pas de nager, mais de se jeter à l'eau. L'étincelle initiale, le désir, existe chez la plupart des fumeurs. Ce désir, vous l'avez : c'est lui qui vous fait lire ce livre. Il est parfois comme une graine : tout petit. Nous allons le cultiver, le faire grandir. La connaissance des effets du tabac exposés au chapitre 2 augmentera votre motivation. La pratique de l'autosuggestion au chapitre 3 permettra, le moment venu, de galvaniser votre volonté. De nombreuses motivations conduisent à cesser de fumer :

— la santé,

— la libération d'un esclavage,

— le respect d'autrui (enfants, conjoint(e), collègues de travail ou amis),

— dépenser son argent autrement,

— la recherche d'une meilleure qualité de la vie,

— l'idéal sportif, professionnel, musical, sentimental, social, éducatif ou spirituel.

Il existe des motivations plus originales : pour un paysan ce fut son chien qui avait perdu son flair et pour un juge américain à quatre pattes à la recherche d'un mégot ce fut la honte et le respect de soi. Une femme peut arrêter de fumer pour l'anniversaire de son mari. N'est-ce pas un beau cadeau ? Quelle que soit la motivation retenue, ne plus fumer c'est vivre mieux, tout de suite. On entend parfois : « *Je préfère vivre moins longtemps, mais profiter de la vie.* » « *Il ne s'agit pas tant de rajouter des années à la vie que de la vie aux années* », disait Alexis Carrel, un grand chirurgien du début du siècle. Le choix n'est pas entre la longévité et la qualité. De par ses effets sur la santé (différés, mais aussi immédiats), le tabac empêche de profiter pleinement de la vie. En cessant de fumer, on gagne en qualité et en durée.

Les fumeurs vivent moins longtemps. Chaque cigarette raccourcit la vie du fumeur en moyenne d'une dizaine de minutes.

En effet, l'espérance de vie à 25 ans est de :

— 48 ans pour un non-fumeur,

— 44 ans pour un petit fumeur,

— 42 ans pour un gros fumeur,

— 40 ans pour un très gros fumeur.

Un très gros fumeur perd ainsi en moyenne environ huit années de vie en fumant 400 000 cigarettes (c'est-à-dire en moyenne dix minutes de vie perdues par cigarette).

Chacun peut ainsi estimer lui-même le nombre d'années de vie qu'il risque de perdre en fonction du nombre de cigarettes fumées.

Un fumeur ayant déjà consommé 250 000 cigarettes (un paquet par jour pendant 35 ans, imaginez la montagne de cigarettes et l'argent gaspillé que cela représente !) a un risque de mourir chaque année qui est le double de celui d'un non-fumeur.

Heureusement, tout cela est réversible. Les années d'espérance de vie perdues sont généralement regagnées à condition d'arrêter de fumer le plus tôt possible, avant la survenue des maladies graves.

La santé est semblable à de l'argent placé en Bourse : suivant la façon dont on la gère, on la dilapide ou elle rapporte beaucoup. La différence est que le hasard n'intervient pas dans la gestion de la santé ; elle est le fruit d'une bonne hygiène de vie (alimentation, sommeil, sport, pensée positive...). Certains ont la chance de posséder un gros capital santé dès la naissance ; en fumant, en s'enivrant, en dormant insuffisamment, ils puisent dans cette réserve de puissance qui leur a été accordée et qui pourrait leur permettre d'accomplir des merveilles. « *Qu'ai-je besoin d'économiser, je suis riche, je profite de la vie* », se disent-ils. Malheureusement, dans le domaine de la santé on ignore le montant de ses richesses, un peu comme un compte en banque dont le contenu serait masqué ; tant que les chèques sont honorés, on a l'impression d'être très riche... jusqu'au jour où la maladie fait prendre conscience de la limite qui vient d'être franchie. Pourquoi attendre la faillite de sa santé ? Dès maintenant enrichissez votre capital santé : libérez-vous du tabac !

Assez curieusement les gens portent beaucoup plus d'attention à l'entretien de leur voiture ou à la gestion de leurs économies qu'au maintien de leur santé. Par exemple un automobiliste achètera de l'huile « super-plus » pour son véhicule, quitte à voir doubler la facture, et le même à l'heure du déjeuner fera sa cuisine avec l'huile la moins chère trouvée en supermarché ! Qu'est-ce qui est le plus important à préserver : votre auto ou votre santé ?

Certains pensent qu'il n'est pas dangereux de fumer à petite dose. Ce n'est pas tout à fait exact. Fumer peu est moins dangereux, mais individuellement nous avons une sensibilité au tabac différente et que nous ignorons. De sorte que même en faible quantité le tabac peut être nocif pour la santé. Le mieux est donc de ne pas fumer du tout. Le risque de cancer du poumon devient supérieur à celui des non-fumeurs à partir de trois cigarettes par jour. D'autre part, très peu de fumeurs sont capables de se contenter d'une cigarette pour le plaisir de temps en temps. Avec le temps, un petit fumeur aura tendance à arrêter ou alors sa consommation augmentera sans qu'il s'en rende compte.

Au moment de se libérer du tabac, nous sommes tous égaux. Les pourcentages de réussite dépendent peu de l'âge, du sexe, du niveau social et même pas de la quantité de tabac fumé. En revanche, l'intensité du désir de se libérer et la façon de s'y prendre sont des facteurs de réussite très importants. Ce livre explique comment faire. Cela permet d'énoncer la formule du succès :

DÉSIR SINCÈRE + MODE D'EMPLOI = SUCCÈS

Au XVIIe siècle, Descartes affirmait : « *Il n'y a personne qui ne désire se rendre heureux, mais beaucoup n'en savent pas le moyen.* » Nous retrouvons dans cette phrase les deux conditions de la réussite : désirez-vous vivre mieux ? Êtes-vous prêt à suivre le mode d'emploi ?

Le désir de cesser de fumer, vous l'avez, c'est lui qui vous fait lire ce livre. Le mode d'emploi, ce livre vous l'amène.

Les techniques anti-tabac employées (consultation anti-tabac, patch à la nicotine, acupuncture, séance d'hypnose…) peuvent constituer un déclic et une aide lors des premières semaines. Le désir de changer de vie, d'en finir une bonne fois pour toutes avec cette saleté de cigarette, ainsi que les moyens que vous mettrez en œuvre conditionnent la réussite à long terme.

LES DEUX PHASES DE LA LIBÉRATION

Avant de se retrouver en vacances sur une plage ensoleillée, il faut passer par deux étapes préliminaires : la préparation et le voyage. De même pour cesser de fumer, on distingue la préparation, puis l'arrêt lui-même. S'évader d'une prison bien gardée ne relève pas de l'improvisation, se libérer du tabac non plus. Il s'agit d'une entreprise délicate qui réussit lorsqu'elle est minutieusement préparée.

Dans un **premier temps**, nous supprimerons ce qui, dans l'alimentation et le mode de vie, entretenait le besoin de nicotine. Cela diminue l'envie de fumer et amène éventuellement la consommation à se réduire d'elle-même. En remplissant le *Cahier de la libération* dont nous parlerons au chapitre 3, nous apprendrons à mieux connaître notre future personnalité de non-fumeur. C'est la phase de préparation. Préparer consiste à s'acheminer tranquillement vers la victoire ; cela ne demande ni une intelligence démesurée, ni une volonté farouche. La direction est indiquée ; il n'y a qu'à suivre les flèches. Cette phase est facile puisque l'on continue à fumer à volonté ; elle est néanmoins essentielle.

La **deuxième phase** sera l'arrêt proprement dit. On arrêtera d'un seul coup et un régime alimentaire spécial de désintoxication sera suivi les premiers jours. Convenablement préparée, cette phase est plus facile qu'il n'y paraît.

Il existe différentes méthodes pour cesser de fumer. Nous les passerons en revue en soulignant l'intérêt et les limites de chacune d'entre elles.

Notre plan d'action peut se résumer par :

1. PRÉPARATION : travail de sape tous azimuts.
2. ASSAUT : victoire totale et définitive.

Témoignages d'anciens fumeurs

« Un petit plaisir en moins, mais la vie en plus. »

« À présent, quand je regarde mes amis et mes parents remplir les cendriers, je me dis : ils sont dingues ! Je suis libre, pas eux. »

« Je suis un homme heureux de ne plus fumer. »

« Je viens de me mettre à l'école de la volonté et cela dépasse la question de la suppression de la cigarette. »

« Je n'en reviens pas de la facilité avec laquelle la réussite est venue, alors que précédemment je n'avais connu que l'échec. »

« Maintenant mes poumons vont plus vite que mes jambes sur le terrain de football. »

« Le tabac ne grandit pas l'homme, il le diminue. »

« Finies, les odeurs de fumée dans la maison. »

« Il est plus facile d'arrêter que de décider d'arrêter. »

« La vie réserve bien des obstacles à nos bonnes résolutions. Mais avec la volonté les obstacles ne sont qu'illusion. »

« Quinze ans d'esclavage, cinq jours de conscience, une vie de renaissance. »

« Épreuve difficile, mais expérience exaltante. »

« J'ai cessé de fumer il y a dix ans ; je crois bien que c'est la plus belle chose que j'ai faite dans ma vie. »

« Je suis en pleine altitude. Mes poumons ? Un ventilateur tout neuf ! La poitrine élastique ; la tête légère ; j'ai déjà rajeuni. »

« Cesser de fumer n'est pas seulement la cessation de quelque chose. C'est le commencement d'autre chose. »

« À présent je me sens plus libre. »

1

LES BIENFAITS DE NE PLUS FUMER

Arrêter de fumer apporte de nombreux bienfaits tant sur le plan physique que psychique. Progressivement l'organisme retrouve un fonctionnement plus harmonieux, plus naturel. Les bienfaits ressentis sont d'autant plus intenses que l'on fumait beaucoup. L'intoxication est importante au-delà de dix cigarettes par jour ; l'arrêt du tabac s'accompagne alors d'un soulagement très net.

Cesser de fumer est un choix que l'on ne regrette pas. De nombreux fumeurs souhaitent se libérer du tabac. Les non-fumeurs sont tous très heureux de ne pas fumer.

BIENFAITS SUR LE PLAN PSYCHIQUE

La cigarette pend comme une épée de Damoclès au-dessus de notre santé. S'en libérer est aussi bon pour le moral. Réussir à cesser de fumer procure un sentiment de fierté, comme un combat dont on sort victorieux. « *Le fait de ne plus fumer vous prouve à vous-même que vous êtes capable de le faire* », explique un athlète qui fumait avant de pratiquer la compétition sportive. Cela redonne confiance en ses possibilités. « *Je suis devenu plus calme, plus confiant en moi* », raconte un autre ancien fumeur. Ne plus fumer restaure l'état du système nerveux que la nicotine empêchait de fonctionner normalement. Après l'arrêt du tabac, les facultés intellectuelles s'améliorent, notamment chez le gros fumeur. Une mémoire plus fiable et une volonté plus robuste permettent de mieux faire face à d'autres difficultés et de profiter pleinement des joies de la vie. Cesser de fumer marque souvent la fin d'un esclavage, d'une situation conflictuelle : on fume en souhaitant ne pas fumer. On retrouve alors une forme de liberté. Une femme décrit ainsi ce sentiment : « *Je n'ai plus besoin de cet accessoire inutile en papier.* »

BIENFAITS SUR LE PLAN PHYSIQUE

Tout le monde sait que fumer est mauvais pour la santé, mais peu nombreux sont ceux qui savent à quel point !

Cesser de fumer améliore l'état de santé et la qualité de la vie à bien des points de vue. Les papilles gustatives retrouvent les parfums délicats des mets cuisinés. La nicotine empêche d'apprécier la vraie saveur des aliments. L'odorat redécouvre l'odeur des fleurs, de l'herbe des champs. Les maladies telles que la grippe, les rhino-pharyngites ou les bronchites se font plus rares. Les corollaires de certaines affections comme le diabète disparaissent. Celui qui toussait régulièrement tousse moins, voire plus du tout. Le sommeil devient plus réparateur. On ne s'essouffle plus pour un rien et cela permet de reprendre une activité sportive. Voici des bienfaits dont témoignent d'anciens fumeurs :

— « *Une amie de perdue* (la cigarette), *cent de retrouvés : l'eau, les fruits, l'air frais, l'odeur des fleurs...* »

— « *Je suis moins nerveux chez moi, dans ma voiture, à mon travail. Je ne tousse plus le matin. Je souffle moins en montant les escaliers.* »

— « *Maintenant je m'offre mes trois garçons d'affilée au ping-pong, trois quarts d'heure chacun.* »

TOUTES CES AMÉLIORATIONS, BIENTÔT

Presque tous les méfaits du tabac sont réversibles. Après l'arrêt, l'organisme va progressivement réparer tout ce qui a été endommagé. Voyons en combien de temps ces bienfaits se font sentir :

Élimination de la nicotine : avec le régime de désintoxication, la plus grosse partie de la nicotine est éliminée en quatre jours. Sans régime cela prend beaucoup plus longtemps.

Diminution du rythme cardiaque : cet effet dû à l'élimination de la nicotine se manifeste en quelques jours.

Odorat, souffle : une amélioration sensible peut être obtenue en moins d'une semaine.

Nervosité et sommeil : on constate parfois une perturbation du sommeil ou un peu de nervosité. Il ne faut pas se décourager car cela dure au maximum quelques semaines. Par la suite, la nervosité diminue et le sommeil se fait plus réparateur. On peut mesurer et suivre son degré de nervosité avec un stressomètre (voir adresse en fin d'ouvrage). Avec le régime de désintoxication, l'amélioration survient dans la plupart des cas vers le quatrième jour.

Élimination de l'oxyde de carbone : le retour du taux d'oxyde de carbone dans le sang à une valeur normale prend vingt-quatre heures[1]. Il s'ensuit une meilleure oxygénation de tout l'organisme.

Toux et crachats du fumeur : ils peuvent s'amplifier passagèrement, opérant alors un véritable « démazoutage » des bronches pendant parfois plusieurs mois. Ensuite la toux et les crachats disparaissent.

---

1. R. Guillerm : *Le Tabac* (Laboratoires Sandoz).

Risque d'infarctus : le risque d'infarctus du myocarde redevient celui d'un non-fumeur deux ans après l'arrêt du tabac[1].

Risque de cancer du poumon : le risque de cancer du poumon rejoint celui d'un non-fumeur au bout de quinze ans.

Après une petite semaine on se sent, dans la plupart des cas, déjà nettement mieux. La véritable stabilisation prendra encore quelques semaines. Après plusieurs années tout se passe comme si vous n'aviez jamais fumé !

D'HEUREUSES SURPRISES

Que l'on fume peu ou beaucoup, il est important de se libérer du tabac. Un petit fumeur (quelques cigarettes par jour) retire des petits bienfaits de l'arrêt du tabac. Les gros fumeurs vivent parfois une véritable libération. La consommation moyenne d'un fumeur de cigarettes est d'un paquet par jour. À cette dose le tabac est plus nocif qu'on ne le pense. Lorsqu'on arrête, cela se traduit par d'heureuses surprises, inattendues. Voici ce que certains ont vécu :

— « *J'ai retrouvé une certaine vigueur sexuelle.* »

— « *Ma femme ne me dit plus que je sens mauvais lorsque je l'embrasse.* »

---

1. Dr Roger : *S'arrêter de fumer* (France-Empire, 1984).

— « *En me levant le matin je sens la chaleur des draps, c'est formidable, j'avais oublié cela.* »

— « *Avant, mes enfants me critiquaient, maintenant ils m'admirent.* »

Ces fumeurs ne pensaient pas avant d'arrêter que cesser de fumer changerait ainsi leur vie. Vous aussi, de bonnes surprises vous attendent peut-être !

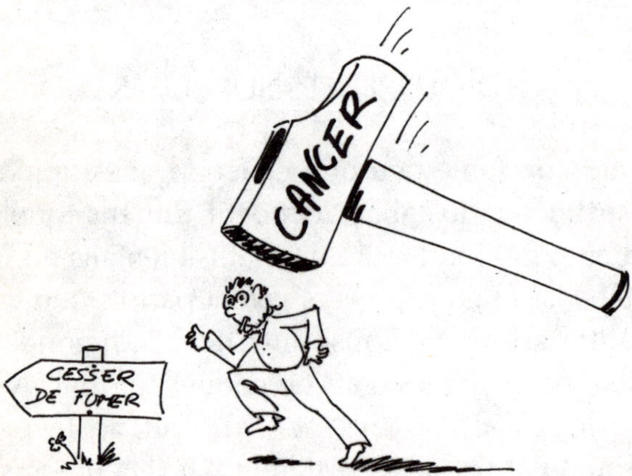

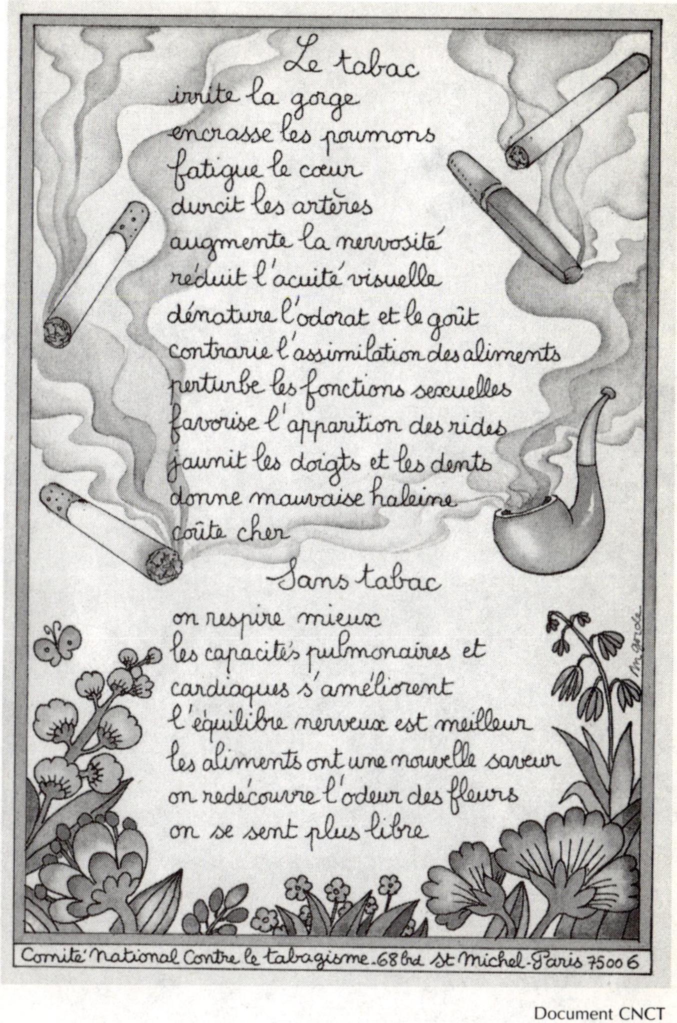
Le tabac
irrite la gorge
encrasse les poumons
fatigue le cœur
durcit les artères
augmente la nervosité
réduit l'acuité visuelle
dénature l'odorat et le goût
contrarie l'assimilation des aliments
perturbe les fonctions sexuelles
favorise l'apparition des rides
jaunit les doigts et les dents
donne mauvaise haleine
coûte cher
Sans tabac
on respire mieux
les capacités pulmonaires et
cardiaques s'améliorent
l'équilibre nerveux est meilleur
les aliments ont une nouvelle saveur
on redécouvre l'odeur des fleurs
on se sent plus libre
Comité National Contre le tabagisme. 68 bd St Michel - Paris 75006

Document CNCT

2

LES EFFETS DU TABAC

« La vie commence à se consumer dès que l'on allume une cigarette. »

YU HIRAYAMA

TABAC ET POLLUTION

La cigarette est beaucoup plus dangereuse pour la santé que la pollution atmosphérique. Comme la pollution industrielle, le tabac nous intoxique et

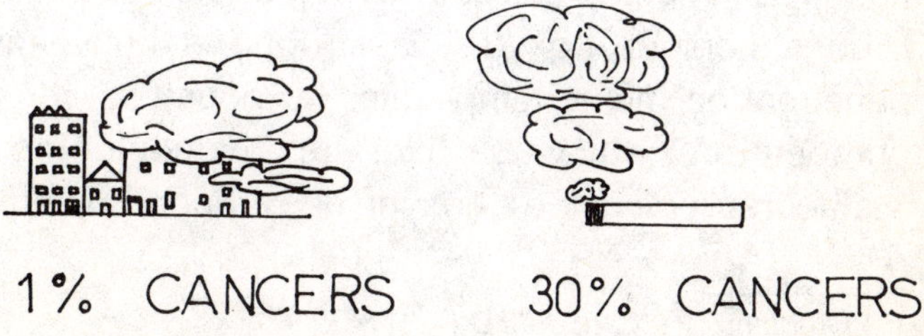

perturbe notre métabolisme. Dans les deux cas cela peut induire des cancers. Comparons :

La pollution atmosphérique (dont le tabagisme passif) joue un rôle dans l'apparition de 1 % des cancers. Le tabagisme direct (le fait de fumer) est quant à lui à l'origine de 30 % des cancers dont 90 % des cancers des voies respiratoires[1].

L'un des composants les plus nocifs de la fumée du tabac est l'**oxyde de carbone** (CO). Les effets de ce gaz sont méconnus du grand public. L'oxyde de carbone, incolore et inodore, passe facilement inaperçu. Pourtant il produit une perturbation de l'électrocardiogramme de celui qui le respire et favorise l'athérogenèse, c'est-à-dire la formation de dépôts de cholestérol dans les artères.

La respiration apporte l'oxygène nécessaire au fonctionnement de notre métabolisme. Capté au niveau des alvéoles, l'oxygène véhiculé dans les vaisseaux sanguins par des molécules d'hémoglobine alimente les cellules de l'ensemble du corps. De façon plus imagée, l'hémoglobine joue le rôle d'un camion de livraison : elle se charge en oxygène au magasin central (les poumons) puis s'en va le distribuer. Lorsque l'oxyde de carbone et l'oxygène pénètrent en même temps dans les poumons, il y a compétition : qui va se fixer sur l'hémoglobine ? Malheureusement c'est l'oxyde de carbone, son affi-

1. Pr Tubiana : *Le Cancer* (P.U.F., 1985).

nité pour l'hémoglobine étant 242 fois plus forte que celle de l'oxygène. L'oxyde de carbone inhalé prend la place de l'oxygène. Il s'instaure un véritable parasitage de l'hémoglobine qui devient inapte au transport de l'oxygène. Chaque cigarette fumée provoque ainsi la mise hors service de 0,5 % de l'hémoglobine. Cela se traduit par de la fatigue au bout de quelques heures, lorsque s'estompe l'effet stimulant de la cigarette. Le retour à la normale se fait en vingt-quatre heures à condition de ne pas fumer entre-temps. Au-dessus de vingt cigarettes par jour, entre 10 et 15 % de l'hémoglobine devient impropre à la respiration. Nous savons que l'oxygène se raréfie en altitude. Fumer un paquet par jour équivaut à vivre en permanence à 2 500 mètres d'altitude.

Bien sûr on ne trouve pas l'oxyde de carbone uniquement dans la fumée de tabac. Il y en a dans l'atmosphère des grandes agglomérations. Il est produit entre autres par les chaufferies au fuel ou au charbon et par les moteurs d'automobiles. Comparons les pourcentages pondéraux d'oxyde de carbone contenus dans :

Air pur :	0 %
Moyenne des prélèvements atmosphériques à Paris :	0,001 %
Gaz d'échappement d'une automobile bien réglée :	1,5 %
Fumée de cigarettes :	3,2 %

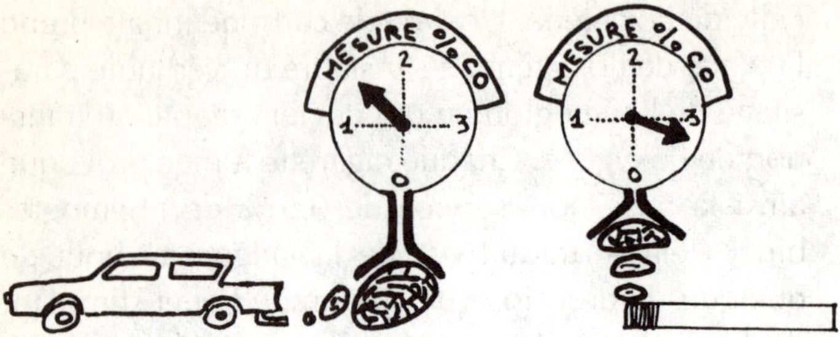

En ce qui concerne l'oxyde de carbone, il est donc moins dangereux de respirer directement à la sortie du pot d'échappement d'une automobile que de fumer. Il existe une réglementation très stricte concernant le contrôle antipollution des automobiles ; ne faudrait-il pas aussi cesser de fumer ? Pour le gaz carbonique (CO_2) qui est beaucoup moins dangereux pour la santé, les résultats sont tout aussi probants :

Air pur :	0,05 %
Gaz d'échappement d'une automobile :	12 %
Fumée de cigarettes :	13,6 %

La pollution atmosphérique, nous la subissons ; nous n'avons en général pas le choix. En revanche, la pollution tabagique peut être évitée ; cela ne dépend que de nous. Certains fumeurs dépensent fort cher pour aller à la campagne ou aux sports d'hiver. Ils s'oxygéneraient bien mieux en restant chez eux, mais sans fumer !

En s'entraînant, un sportif développe sa capacité respiratoire d'environ 10 %. Si vous fumez un paquet par jour, vous obtiendrez le même gain de 10 % du seul fait de cesser de fumer. C'est intéressant. Si, de plus, vous reprenez une activité sportive, alors vous gagnerez 20 % !

LE FUMEUR MÉCANIQUE

Tout le monde peut réaliser cette expérience très simple qui permet de constater les dépôts causés par la fumée du tabac. Chacun utilisera sa marque habituelle de cigarettes. Il suffit de trouver le matériel suivant :

— une bouteille d'eau minérale vide ;

— une tétine ou un doigt de gant en caoutchouc (en pharmacie ou en magasin grande surface) ;

— un peu de coton hydrophile (ou un filtre à café en papier) ;

— une cigarette.

Ne croyez pas que cette expérience est trop simple, que l'on peut s'en dispenser car le résultat est facile à deviner. Cette petite démonstration amusante et instructive contribue à amplifier le désir de cesser de fumer. Réunissez quelques amis et procédez comme suit :

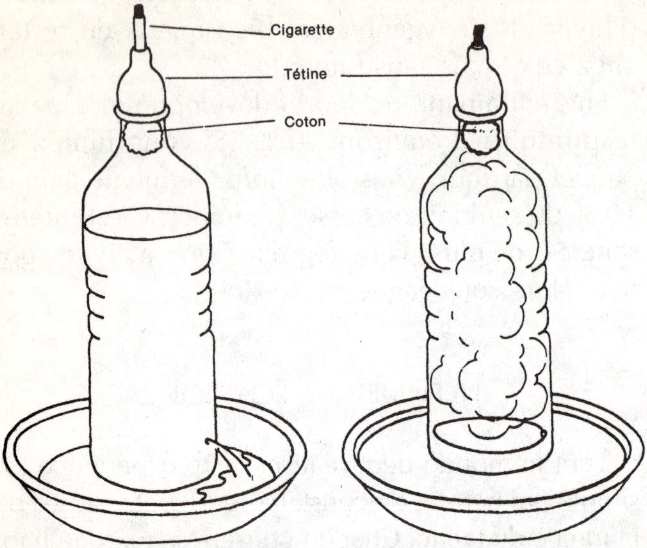

— Prenez la bouteille en plastique.

— Remplissez-la d'eau aux trois quarts.

— Introduisez du coton hydrophile dans le goulot jusqu'à 1 cm de la partie supérieure en évitant d'atteindre l'eau.

— Percez la tétine ou le doigt de gant en caoutchouc et y introduire la base de la cigarette sur une longueur de 1 cm.

— Fixez le doigt de gant ou la tétine autour du goulot de la bouteille.

— Placez l'ensemble dans une cuvette ou dans l'évier.

— Allumez la cigarette.

— Percez la partie inférieure de la bouteille au moyen d'un bon canif en effectuant un léger mouvement de torsion pour régler le débit.

— L'écoulement de l'eau provoque l'aspiration de la fumée et assure la combustion de la cigarette.

— Après avoir traversé le coton hydrophile, la fumée viendra occuper le volume libéré par l'eau.

À la place du coton hydrophile on peut utiliser un filtre à café (en papier) que l'on enfonce légèrement dans le goulot, le reste du filtre dépassant de la tétine.

La tache brune qui apparaît sur le coton ou le filtre à café est constituée de goudrons. Ce sont des substances cancérigènes qui se déposent habituellement dans les poumons du fumeur. On imagine le résultat après quelques milliers de cigarettes... Le cancer du poumon tue trois fois plus que les accidents de la route. Le taux de goudrons figure obligatoirement sur les paquets de cigarettes. Dans cette expérience, on constate que plus le taux de goudrons est élevé, plus la tache est de couleur foncée. Les cigarettes dites « écologiques » (sans nicotine) donnent un résultat similaire car elles produisent aussi des goudrons. Les filtres en réduisent un peu la quantité, mais il en reste toujours assez pour bien salir le filtre dans cette expérience et donc pour bien endommager les poumons dans la réalité.

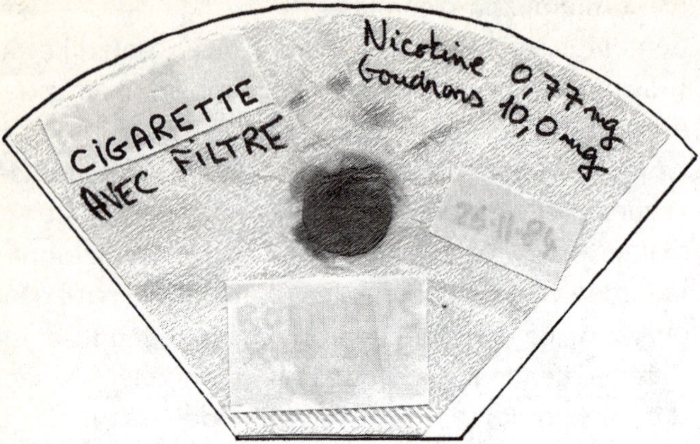

L'expérience du fumeur mécanique :
dépôts provoqués par le passage de la fumée
d'une seule cigarette à travers un filtre à café.

Un poumon filtre bien mieux la fumée qu'un vulgaire morceau de coton ou qu'un filtre à café. Un poumon normal est rose clair. Celui d'un homme de soixante-dix ans ayant vécu toute sa vie à Paris présente quelques points gris ou noirs. Celui d'une personne ayant fumé plus de trente paquets-années (un paquet par jour pendant trente ans ou deux paquets par jour pendant quinze ans) sera entièrement noirci avec éventuellement une tumeur cancéreuse blanchâtre et des bulles d'emphysème. Essayons de deviner la couleur des poumons de personnes de notre entourage. Sont-ils sains ou au contraire noirs, viciés et imprégnés de goudrons ?

Les effets de la cigarette sont méconnus et sous-estimés car ils sont peu visibles. Ils affectent l'intérieur du corps. Lorsqu'un homme est ivre cela se voit. Un enfant qui a la rougeole est manifestement malade. Si le visage d'un fumeur changeait de couleur comme ses poumons, il y aurait certainement beaucoup moins de volontaires pour fumer.

EFFETS SUR LA CAVITÉ BUCCALE

Sitôt la fumée inspirée, une partie de la nicotine (jusqu'à 20 % chez les fumeurs de pipe) passe dans le sang à travers les muqueuses de la bouche. Il n'est donc pas inoffensif de fumer sans avaler la fumée (bien que ce soit beaucoup moins dangereux). Tous les grands fumeurs sont intoxiqués par la nicotine et avalent une partie de la fumée, parfois sans s'en rendre compte. Une partie des goudrons jaunit les doigts, les lèvres et les dents. Au fil des années, les dépôts sur la langue et les lèvres peuvent induire un cancer, en particulier chez les fumeurs de pipe et de cigares qui ont deux fois plus de cancers des voies aériennes supérieures que les fumeurs de cigarettes (cancers de la langue, des lèvres, du pharynx, des cordes vocales ou des joues). L'action du tabac sur la circulation sanguine diminue l'irrigation des gencives, ce qui facilite à la longue le déchaussement des dents. L'haleine du fumeur s'imprègne fortement de l'odeur du tabac. Ce parfum, bien que très répandu, n'est pas toujours apprécié. Après l'arrêt, l'haleine retrouve toute sa fraîcheur en quelques jours.

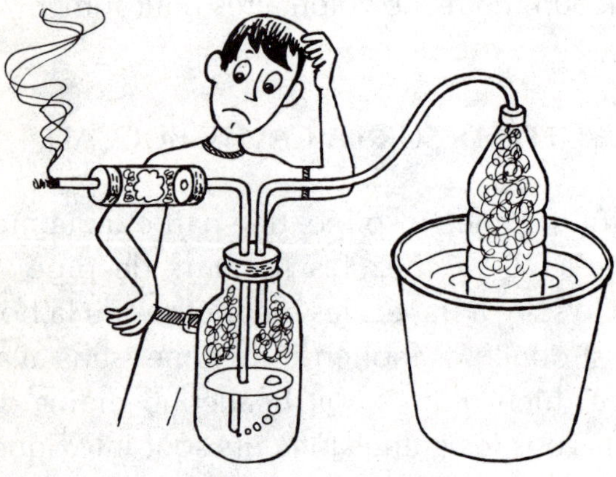

Dessin extrait de la brochure
Comment parler du tabac avec les jeunes (CNCT).

EFFETS SUR LES BRONCHES

Souvenons-nous de notre première cigarette. Elle fait tousser. On ne parvient pas à avaler la fumée. Fumer n'est pas naturel. Aucun animal ne fume, à moins de le lui imposer de force pour des expériences. Au début on fume pour faire comme ses amis, comme les grands, pour s'intégrer au groupe. On s'y force. Face à l'envahissement des poumons par la fumée, le corps réagit. La toux est un processus de nettoyage des bronches. Le fumeur tousse plus que s'il ne fumait pas. La bronchite est une inflammation de la muqueuse des bronches souvent (mais pas toujours) causée par le tabac. Environ quinze millions d'Européens et autant d'Américains sont atteints de bronchite chronique.

L'air contient des poussières microscopiques qui pourraient boucher les alvéoles pulmonaires. Ces particules sont captées avant de parvenir aux alvéoles. Des cellules spécialisées produisent du mucus dans les bronches. Les poussières en suspension dans l'air viennent se coller sur le mucus comme sur un attrape-mouches. Ensuite, des petits cils qui tapissent les bronches et vibrent en permanence évacuent l'ensemble vers l'extérieur, à la manière d'un tapis roulant.

Les cils vibratiles mesurent en moyenne 0,01 mm de long. Il y en a environ trois cents par cellule ciliée. Ils tapissent ainsi bronches et bronchioles et vibrent à une vitesse de mille battements par minute, formant un véritable tapis roulant. Le mucus et les impuretés sont évacués

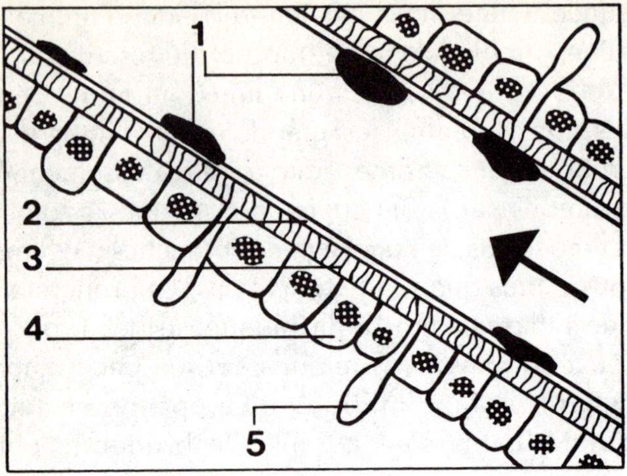

1 : impureté à évacuer. 2 : mucus (tapis roulant).
3 : cils vibratiles. 4 : cellule ciliée. 5 : poche à mucus.

vers la gorge à une vitesse d'environ 1 cm par minute, puis ils sont crachés ou déglutis.

AU NIVEAU DES ALVÉOLES

Lors de son inhalation, la fumée parvient jusqu'au fond des alvéoles. Chacun d'entre nous en a trois cents millions, ce qui représente une surface de 80 m^2. Les alvéoles captent l'oxygène de l'air et y rejettent du gaz carbonique. La fumée contient moins d'oxygène et plus de gaz carbonique que l'air pur. Dès la première bouffée de fumée on empêche donc l'alvéole de travailler à plein rendement. Mais il y a pire : chaque centimètre cube de fumée contient plusieurs milliards de particules de phase solide. Les bronches n'ayant pas pu faire face complètement à l'invasion, un grand nombre de ces poussières atteignent l'alvéole.

Là, un autre système de défense entre en jeu : le macrophage alvéolaire. Il y en a en principe un par alvéole. C'est une grosse cellule qui englobe puis digère les corps étrangers. Cela s'appelle la phagocytose. Après avoir phagocyté une certaine quantité de particules, le macrophage alvéolaire meurt et est évacué par les cils vibratiles. Les crachats du fumeur sont un mélange de mucus, de macrophages alvéolaires et de résidus de tabac. Devant l'avalanche de particules, le fumeur va fabriquer jusqu'à dix fois plus de macrophages alvéolaires. Parfois les macrophages grossissent puis éclatent en libérant des substances toxiques dans l'alvéole : c'est la bronchite purulente.

Les alvéoles se gonflent et se dégonflent à chaque respiration comme un ballon en caoutchouc. Leur élasticité est assurée grâce à une enzyme, l'élastine. Chez le fumeur, l'augmentation du nombre de macrophages alvéolaires produit d'autres enzymes qui neutralisent l'élastine. Les alvéoles

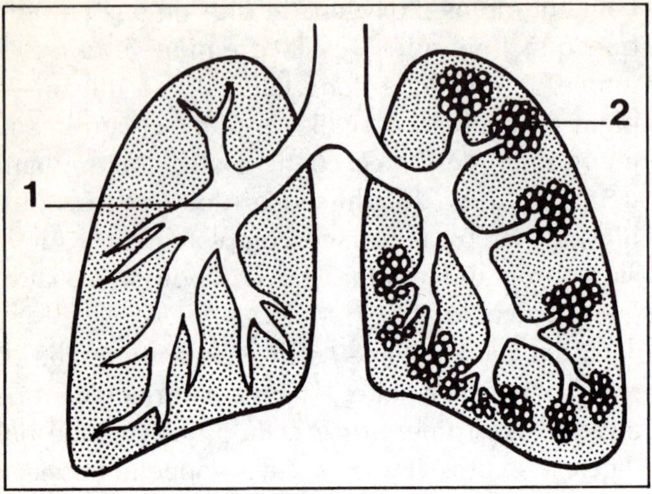

1 : bronche – 2 : alvéoles

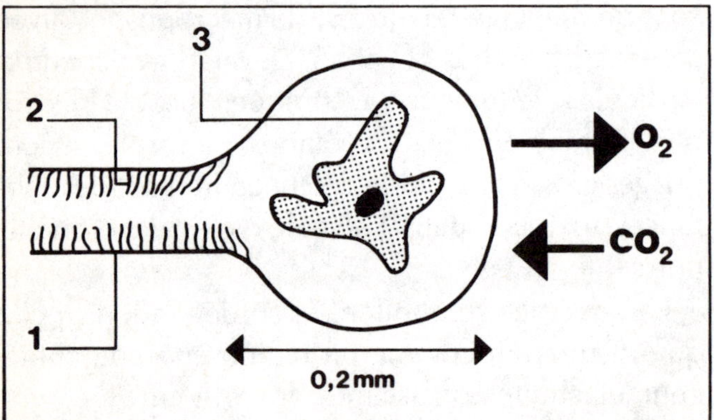

Une alvéole pulmonaire.
1 : bronchiole. 2 : cils vibratiles. 3 : macrophage alvéolaire.

vont alors se rigidifier. Ne pouvant plus se dilater, elles perdent leur souplesse et éclatent sous l'effet des mouvements du poumon. C'est **l'emphysème**. Les alvéoles éclatées forment des poches de vide dans les poumons à l'intérieur desquelles l'air circule librement. La respiration produit alors un sifflement caractéristique. L'éclatement des alvéoles est irréversible. L'emphysémateux ne dispose d'oxygène que tant qu'il lui reste suffisamment d'alvéoles en état. Quelques marches d'escalier suffisent à l'essouffler. La maladie s'aggravant (destruction progressive des alvéoles) il nécessitera bientôt une assistance respiratoire et finira par mourir asphyxié, malgré les bouteilles et le masque lui faisant respirer de l'oxygène concentré, faute d'alvéoles capables de capter cet oxygène. Sauf prédisposition particulière, l'emphysème, de même que le cancer du poumon, résulte d'un tabagisme intense sur une longue période (dix ans et plus).

Le risque de cancer des voies respiratoires (bronches, poumons...) intervient en général à partir de l'âge de quarante ans pour celui qui fume un paquet par jour. Il s'agit bien sûr d'une moyenne, le risque individuel étant très variable et imprévisible.

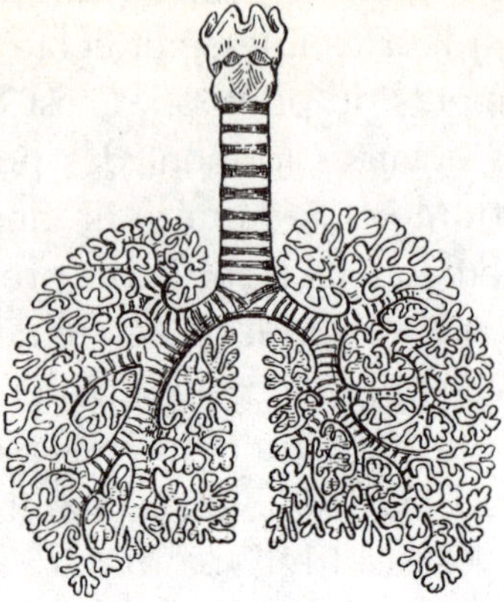

Larynx, bronches et leurs subdivisions.

Que se passe-t-il au niveau des bronches lorsqu'on fume ? **Au grand air**, il y a peu d'impuretés à évacuer. Les cils vibrent à une vitesse d'environ 1 000 battements par minute. Le tapis roulant progresse vers l'extérieur d'1 cm par minute.

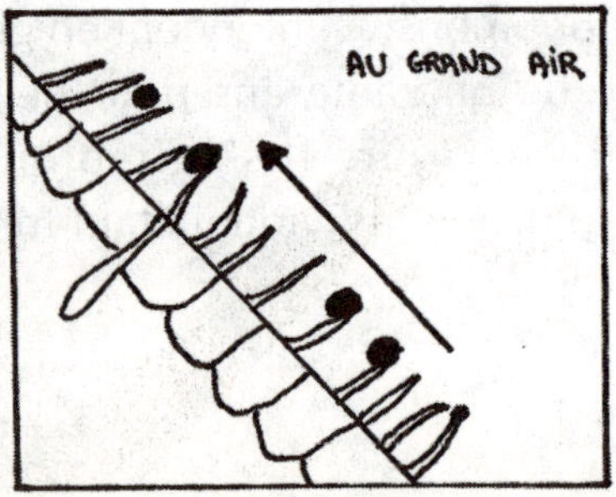

Après deux cigarettes, les cils ne vibrent plus que 400 fois par minute. En effet l'acroléine, un irritant contenu dans la fumée du tabac, ralentit puis paralyse les cils vibratiles. Pourtant il y aurait toutes les particules de la fumée à évacuer.

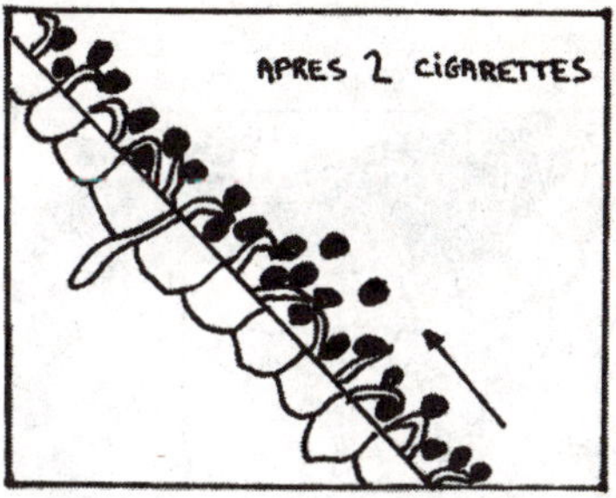

Après 50 000 cigarettes (un paquet par jour pendant presque sept ans), les cils restent paralysés en permanence. Les cellules ciliées perdent leurs cils. Les impuretés s'entassent. C'est la bronchite puis la bronchite chronique. Le fumeur tousse alors régulièrement.

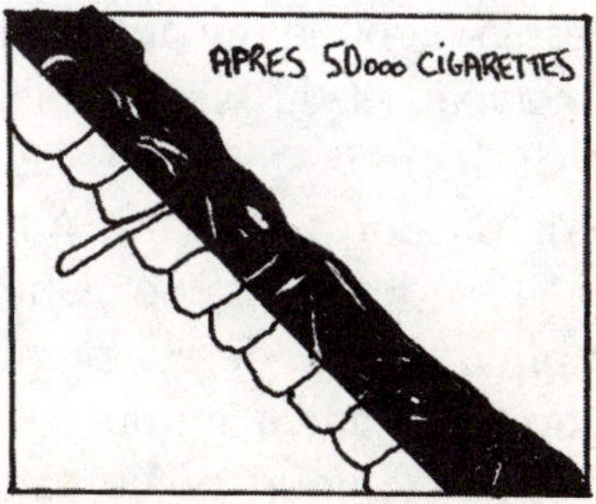

Après 150 000 cigarettes, les mécanismes de reproduction de certaines cellules se dérèglent. Ces cellules peuvent se développer de façon anarchique. C'est le cancer des bronches ou du poumon.

Ce processus commence à notre insu dès la première cigarette.

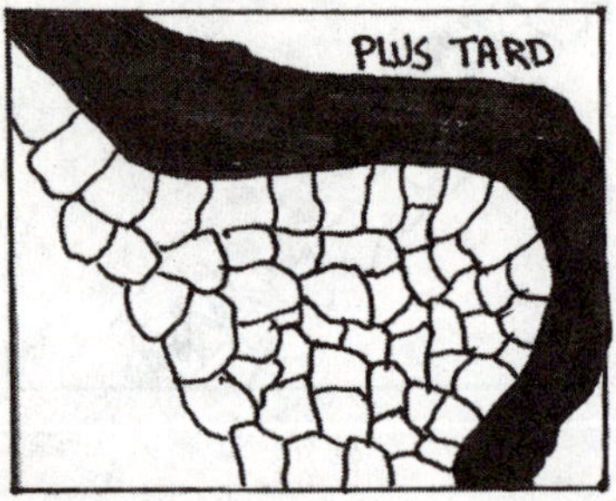

ACTION DU TABAC SUR LE SYSTÈME NERVEUX

Lorsqu'on fume pour la première fois, la tête tourne : le système nerveux est le premier affecté par le tabac. C'est la nicotine qui agit déjà. Le fonctionnement du cerveau et du système nerveux dépend étroitement de leur oxygénation. Le cerveau pèse 2 % du poids du corps humain. À lui tout seul il consomme 14 % de l'oxygène. Une oxygénation moindre implique donc dès la première cigarette une diminution de l'efficacité du système nerveux. Cet effet n'est pas toujours perçu car il est masqué par l'action de la nicotine qui modifie le fonctionnement des cellules nerveuses. Cet alcaloïde contenu dans la fumée du tabac est responsable en particulier de la dépendance et de l'accoutumance. La nicotine est soluble dans l'eau (hydrosoluble). Elle passe donc en solution dans le sang au niveau des alvéoles. En sept secondes, elle parvient au cerveau. Cela est plus rapide qu'un « rush » : l'héroïne met quatorze secondes pour parvenir au cerveau.

Voyons ce qui se passe alors au niveau des neurones :

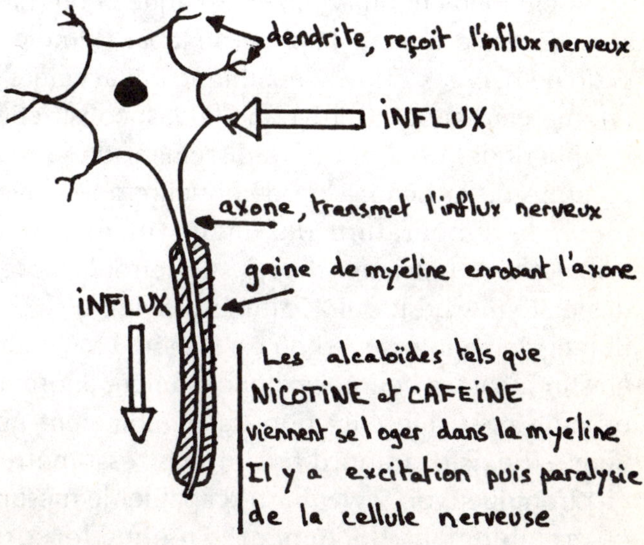

UNE CELLULE NERVEUSE

Un neurone reçoit l'influx nerveux par les dendrites. Il l'achemine ensuite à travers l'axone qui le transmet à d'autres neurones, assurant ainsi la transmission de l'influx. L'axone est enrobé d'une substance graisseuse, la myéline. Or la nicotine est soluble dans les graisses (liposoluble). En venant se loger dans la myéline, elle provoque une excitation de la cellule nerveuse. Cette excitation est suivie d'une paralysie : l'influx nerveux ne passe plus librement. Cela produit des effets tout à fait observables. Chez le fumeur novice, cela stimule le système nerveux parasympathique qui entraîne un ralentissement du rythme cardiaque et des nausées. Chez le fumeur habitué, le tabac stimule le système nerveux orthosympathique qui accélère le rythme cardiaque et provoque la vasoconstriction périphérique, donc un refroidissement de la température de la peau. Une demi-heure après avoir fumé, la température des mains et des pieds s'abaisse de plusieurs degrés. Ce refroidissement des extrémités est tout à fait mesurable ; il se produit également lorsque l'on est stressé. La nicotine en stimulant les neurones d'une manière anormale produit aussi une élévation du tremblement nerveux. Il existe aujourd'hui un « stressomètre » électronique (voir www.tnr.fr) capable de mesurer ce tremblement du fumeur. En effet le corps humain est agité en permanence d'un tremblement microscopique (en microns d'amplitude). On peut mesurer ce tremblement à l'aide d'un capteur approprié et constater ainsi l'effet stressant de la cigarette. Chaque bouffée de nicotine modifie le fonctionnement du système nerveux. Le tabac affaiblit en particulier la mémoire, la volonté, la capacité de concentration et favorise le conditionnement. Il n'est donc pas conseillé de fumer en période d'examen. L'effet de mieux-être momentané que produit la cigarette nous trompe, d'autant que l'excitation suivie d'une paralysie appelle une autre excitation... et la dépendance s'installe. Un système nerveux déprimé (par exemple en période d'examen ou de chagrin d'amour) crée le besoin de fumer plus. Les petits fumeurs sont à la merci du moindre déséquilibre nerveux qui fera augmenter leur consommation sans qu'ils s'en rendent compte.

Cet effet d'excitation puis de paralysie des neurones n'est pas le propre de la nicotine. La caféine, contenue dans le café et le thé, ainsi que d'autres alcaloïdes contenus dans le cacao et certaines épices, agissent de même. Nous retrouvons bien évidemment tous nos amis préférés des périodes d'examen : tabac, café, chocolat... L'alcool détruit les cellules nerveuses. Il existe un phénomène d'entraînement entre ces substances.

Les personnes sous traitement médical (en particulier celles soignées avec des neuroleptiques) consulteront leur médecin avant de cesser de fumer.

Elles ne doivent surtout pas interrompre le traitement de leur propre initiative.

Lors de l'arrêt du tabac, la nicotine soluble dans l'eau repasse dans le sang pour être éliminée par les urines ou métabolisée par le foie. La rapidité de l'élimination dépend du régime suivi.

L'envie de fumer se manifeste de façon à conserver un taux constant de nicotine dans le sang. Une baisse de ce taux se traduit par un besoin de fumer. C'est ainsi que les fumeurs qui changent de cigarettes pour des cigarettes plus légères se mettent à fumer plus ou à inhaler plus profondément pour maintenir leur nicotinémie (taux de nicotine dans le sang). Les analyses de sang montrent que malgré le changement de cigarettes, ils sont toujours aussi intoxiqués. Cet appel vers le tabac disparaît lorsque les trois quarts de la nicotine ont été éliminés. **Pour que le besoin de fumer disparaisse rapidement, il faudra donc arrêter d'un seul coup et suivre un régime hypoexcitant après l'arrêt du tabac**.

TABAC ET SYSTÈME CARDIO-VASCULAIRE

Les effets du tabac sur le cœur et les artères sont mal connus et sous-estimés car ils sont invisibles : on n'est pas conscient de l'accélération du rythme cardiaque provoquée par la nicotine, ni de sa perturbation (arythmie) par l'oxyde de carbone. On ne voit pas non plus le sang qui s'épaissit, ni les vaisseaux qui se sclérosent.

Quelques minutes après avoir fumé, le rythme cardiaque s'accélère. Deux cigarettes induisent vingt battements cardiaques supplémentaires par minute. Pour une consommation supérieure à un paquet par jour, cette accélération est permanente. Cela représente 30 000 battements de plus en 24 heures. **Chaque cigarette est donc responsable de 1 500 battements de cœur supplémentaires**. Cet effet passe en général inaperçu car on n'est pas directement conscient de l'état de son cœur.

Alors qu'un adulte sur trois dans les pays développés est atteint d'hypertension, la cigarette augmente la tension artérielle. Après seulement 2 cigarettes la pression artérielle diastolique augmente de 1 à 2 cm de mercure et la pression artérielle systolique de 0,5 à 1,5 cm de mercure.

Le tabac participe au délabrement du tissu artériel. Chez un fumeur, petit à petit les vaisseaux sanguins perdent leur élasticité. Le sang déjà trop épais du fumeur doit circuler dans des artères partiellement bouchées. Le sang transporte les substances nutritives nécessaires à toutes les cellules du corps ; par ce biais, le tabac affecte l'organisme sous des angles aussi divers que :

— Diminution de la température des extrémités (mains, pieds...).

— Diminution des performances sexuelles (chez l'homme).

— Apparition précoce de rides.

Le tabac favorise le dépôt du cholestérol. L'artérite survient lorsqu'il y a oblitération d'une artère par de tels dépôts. Les membres (en général les jambes) n'étant plus irrigués sont alors atteints par la gangrène, ce qui nécessite parfois l'amputation d'un pied ou d'une jambe. L'artérite est une maladie extrêmement invalidante (amputation des jambes et parfois des bras) qui ne frappe que les fumeurs.

Le cœur est un muscle qui a, lui aussi, besoin de sang pour fonctionner. Il est alimenté par l'artère coronaire ; lorsqu'elle est bouchée, le muscle cardiaque n'est plus pourvu en oxygène. Il cahote puis cesse de battre, comme une voiture en panne d'essence : c'est l'infarctus. Si le cœur est encore partiellement irrigué, l'infarctus ne sera pas mortel.

Le tabac est responsable de la moitié des infarctus du myocarde qui est la principale des maladies cardio-vasculaires et la première cause de mortalité dans les pays développés. La plupart de nos concitoyens ne meurent pas de vieillesse, ils meurent prématurément à cause de leurs propres erreurs de vie. Le tabac est un des plus grands fossoyeurs de notre société. Autant de morts dans le monde que si l'on sacrifiait un autobus de 45 personnes toutes les 4 minutes ! Il s'agit d'un phénomène bien plus grave que le terrorisme. Le tabagisme menace directement bien plus de monde (les fumeurs ont une sérieuse chance d'être touchés par une maladie du tabac) et fait bien plus de victimes que les attentats. Les infarctus causés par le tabac font à eux seuls trois fois plus de victimes que les accidents de la route. Et pourtant on n'en parle jamais ou si peu... L'infarctus n'est pas une fatalité ; arrêter de fumer peut vraiment l'éviter. Une personne ayant déjà eu un infarctus ou présentant d'autres facteurs de risque (obésité, cholestérol, hypertension artérielle, diabète...) doit impérativement cesser de fumer. Cela peut être une question de vie ou de mort, de même pour une femme qui prend la pilule. L'association tabac-pilule provoque un encrassement rapide des coronaires et on a déjà vu dans ce cas des infarctus chez des femmes de moins de trente ans.

Certains consommateurs se rebellent contre le veau et le poulet aux hormones ; est-ce bien raisonnable quand on prend la pilule anticonceptionnelle qui contient des doses bien plus massives d'œstrogènes et de progestatifs ? **L'association tabac/pilule est dangereuse**.

Remarquons que les plus gros facteurs de risques cardio-vasculaires sont évités par un mode de vie adéquat : pas de tabac, une alimentation saine et une activité physique régulière. En outre, le tabac augmente le cholestérol, l'hypertension et le diabète, c'est-à-dire trois des quatre autres facteurs de risque cardio-vasculaire.

« **On a l'âge de ses artères** », entend-on souvent. C'est vrai. Et l'on peut dire que le vieillissement des artères bat des records de vitesse lorsque l'on fume. Des maladies telles que le cancer du poumon, la bronchite et l'infarctus ne commencent pas le jour où l'on découvre leur présence. Elles couvent dans les petits cylindres en papier blanc…

Restons optimistes : il suffit d'arrêter de fumer pour que le risque d'infarctus du myocarde redevienne normal deux ans après l'arrêt du tabac.

Par mesure de prudence, les personnes ayant des problèmes cardiaques réduiront leur consommation progressivement sur plusieurs semaines avant d'arriver à l'arrêt total. C'est le seul cas où l'arrêt brutal du tabac peut (peut-être ?) présenter un risque (cependant si minime qu'il n'existe pas de statistiques à ce sujet).

Habituellement le rythme cardiaque s'élève lors d'efforts physiques ou intellectuels et en cas de situation dangereuse ou stressante. Fumer c'est donc, d'une certaine façon, se fatiguer et se stresser un peu plus. Le cœur des sportifs bat plus lentement que la moyenne, cela leur permet d'améliorer leurs performances. En arrêtant de fumer, votre cœur va lui aussi ralentir son rythme.

TABAC ET MÉCANISMES DU GLUCOSE

Le glucose est une substance contenue dans le sang qui fournit l'énergie permettant à nos muscles et à notre cerveau de fonctionner. Il provient de l'alimentation et se stocke entre autres sous forme de glycogène dans le foie. Son taux dans le sang doit demeurer constant autour d'un gramme par litre. Les cellules (et plus particulièrement les cellules nerveuses) en ont besoin en permanence. Lorsque le taux de glucose est trop élevé, l'insuline sécrétée par le pancréas en transforme une partie en glycogène. Si ce taux est trop faible, l'adrénaline provoque la transformation en glucose d'une partie du glycogène.

Les dérèglements de ces mécanismes extrêmement délicats peuvent donner lieu à différentes formes de diabète. Lorsque le taux de glucose reste trop bas en permanence, c'est l'**hypoglycémie**. Il existe une hypoglycémie liée à l'usage régulier du tabac qui ne disparaît qu'avec l'arrêt de celui-ci[1].

Une partie non négligeable de la population est atteinte d'hypoglycémie dans les pays industrialisés. Fumer provoque une décharge d'adrénaline dans le sang. Cela fait augmenter momentanément le taux de glucose. Si le fumeur est hypoglycémique, il se sent donc tout de suite mieux, ses idées s'éclaircissent.

1. Danièle Starenkyj : *Le Mal du sucre* (Orion, 1981).

Cet effet dure environ deux heures puis l'on retombe dans l'hypoglycémie et il faut à nouveau prendre une cigarette ou un café pour que cela aille mieux. Le tabac, là encore, nous trompe : on se sent certes mieux, mais le problème reste entier. Le tabac n'est pas source de glucose, il libère les réserves du foie. Et à la longue, il entretient l'hypoglycémie. En effet, ces variations successives du taux de glucose (provoquées par différents stress et par la stimulation artificielle de la cigarette) épuisent les surrénales et contribuent à déstabiliser les mécanismes de régulation du glucose.

Le tabac n'est pas seul à provoquer une décharge d'adrénaline. Une grande frayeur fait également augmenter le taux de glucose. Cette réaction normale permet de réagir rapidement face à un danger. Un tel « stress » ne doit pas être répété souvent. Le véritable problème est de soigner l'hypoglycémie et non de fumer pour « tenir le coup ». Et pourtant, combien y a-t-il de personnes qui affirment : « *J'ai besoin du café et de la cigarette pour me concentrer, cela m'éclaircit les idées* » ? Ces individus vivant sur les nerfs sont perpétuellement fatigués malgré la dose considérable d'excitants qu'ils ingèrent.

Plutôt que de procéder par à-coups, il faut régulariser l'arrivée du glucose, c'est-à-dire surveiller et améliorer son alimentation. Les glucides (qui, lors de la digestion, se transforment en glucose) sont de deux sortes : les lents et les rapides.

Les **glucides lents** sont à préférer. On les trouve dans les céréales (donc dans le pain, la farine, le riz, les pâtes...) et les pommes de terre. Ils se digèrent en cinq à dix heures et procurent un flot de glucose régulier sur cette période, permettant de rester en pleine possession de ses forces jusqu'au repas suivant. La meilleure manière de consommer les céréales est de les faire germer et les manger ainsi.

Les **glucides rapides** (ou sucres directs) passent très (trop) rapidement dans le sang. C'est le cas du saccharose, le sucre blanc usuel. Son usage est dangereux car il s'agit d'un aliment très concentré (il faut trois mètres de canne à sucre pour obtenir une cuillerée à soupe de sucre). De plus, le sucre blanc est dépourvu des substances nécessaires à son assimilation (notamment les vitamines du groupe B). Le sucre « roux » n'est pas meilleur : il s'agit le plus souvent de sucre blanc partiellement caramélisé. L'abus de sucreries impose au corps des variations du taux de glucose qu'il n'encaisse que difficilement. Depuis 1840, la consommation de sucre en Europe est passée de 7 g à plus de 100 g par jour et par personne[1]. Un régime de santé évite au maximum le sucre artificiel sous toutes ses formes : blanc, roux, chocolat, pâtisseries, confitures, boissons sucrées... D'une manière générale, l'organisme humain n'est pas fait pour

1. Henri Dupin : *L'Alimentation* (E.S.F., 1978).

manger des aliments en poudre tels que sucre, farines... mais plutôt des aliments frais, tels qu'on les trouve dans la nature, riches en vitamines.

L'hypoglycémie se traduit souvent par des désirs incontrôlables de sucreries, par un usage excessif de thé, de café, de Coca-Cola ou d'alcool, par le besoin de fumer pour « *se remettre les idées en place* » et par un besoin irrésistible de grignoter à toute heure. Le coup de pompe de 11 heures du matin correspond à une baisse du taux de glucose. Pour l'éviter on prendra un petit déjeuner consistant à base de céréales complètes. Si la fatigue survient tout de même en cours de matinée, il vaut mieux croquer un fruit (qui est vraiment source de « bon » fructose) plutôt que fumer ou prendre une tasse de café.

Ce qui lui est le plus nocif, l'hypoglycémique croit souvent en avoir besoin car cela lui redonne de l'énergie pour un certain temps. La meilleure façon d'éviter l'hypoglycémie est de manger de façon saine et équilibrée. L'hypoglycémie ne disparaît pas du jour au lendemain.

Retenons de tout cela que l'appel vers le tabac sera moins important chez une personne qui n'est pas hypoglycémique. **Pour se libérer du tabac il est important de supprimer les incitateurs à fumer que sont l'alcool, le café, le thé, le Coca-Cola, le sucre** (qui entretiennent l'hypoglycémie) **et d'avoir un régime suffisamment riche en céréales consommées de préférence germées** (qui évitent l'hypoglycémie).

TABAC ET SEXUALITÉ

Des études effectuées aux États-Unis (Report of the Surgeon Général to the U.S. Department of Health and Human Services, 1980) montrent que chez un homme qui fume, par rapport à un non-fumeur :

— Le liquide séminal présente une densité en spermatozoïdes plus faible.

— La mobilité des spermatozoïdes est moindre (ils sont moins actifs).

— Le nombre de spermatozoïdes morphologiquement anormaux est plus élevé.

— Le taux de testostérone des fumeurs est moins élevé. La testostérone est une hormone sexuelle. L'arrêt du tabac est suivi d'une réaugmentation du taux de testostérone.

D'autres études expérimentales sur des animaux ont montré que la fumée du tabac gêne la spermatogenèse. Fumer réduit l'activité sexuelle des rats. On peut donc penser que le tabac serait un facteur d'impuissance chez l'homme. Les publications médicales confirment que fumer entraîne une dysfonction partielle des corps érectiles et, avec le temps, peut provoquer l'impuissance. Lorsque l'on connaît les effets de la nicotine et de l'oxyde de carbone sur les artères et particulièrement sur les capillaires dont les organes sexuels sont remplis, il n'y a pas lieu de s'étonner qu'ils puissent être sérieusement affectés. Lors de l'arrêt du tabac il y a communément plus d'allant et d'aisance en la matière.

Chez la femme, selon des études effectuées en Allemagne et aux États-Unis, le tabagisme serait associé à une modification de la façon de vivre évoluant vers une imitation du comportement masculin. Tabac et stérilité féminine vont de pair : il y a 46 % de femmes stériles en plus chez les fumeuses que chez les non-fumeuses[1]. On a signalé des cas de frigidité par troubles nerveux ou glandulaires liés au tabac. Fumer avance l'âge de la ménopause[2].

Pour les hommes comme pour les femmes, la régularisation du système nerveux et des fonctions respiratoires qui suit l'arrêt du tabac permet des réalisations plus satisfaisantes et des sensations meilleures.

TABAC ET BEAUTÉ

Les goudrons jaunissent les doigts, les dents et les lèvres du fumeur. L'action du tabac sur le système nerveux peut faire apparaître des tics. La vasoconstriction périphérique et l'oxygénation diminuée entravent l'alimentation des cellules du

---

1. *Health Consequences of Smoking for Women* (U.S. Department of Health and Human Services, 1980).
2. Rapport de l'O.M.S. 670 (1982).

derme et de l'épiderme. Cela favorise la formation de rides. Les fumeuses de 40 à 49 ans acquièrent autant de rides que les non-fumeuses de 60 à 69 ans[1]. La peau masculine résiste mieux mais présente des altérations analogues. La chevelure est rendue plus fragile par suite d'une mauvaise irrigation cutanée. Les particules de la fumée obstruent les pores de la peau, ce qui donne parfois au visage des très gros fumeurs, après quelques années, un aspect caractéristique : peau desséchée et teint « terreux ».

La fumée contient des substances irritantes qui provoquent parfois la conjonctivite. Cela fait pleurer et rougir les yeux. Dans les atmosphères enfumées (par exemple certains amphithéâtres d'université), les verres de contact s'encrassent, ce qui les rend opaques, peut provoquer des inflammations de l'œil et oblige à remplacer les lentilles prématurément (que l'on fume soi-même ou non). Irritant des cordes vocales, le tabac finit par donner au fumeur une voix éraillée.

Il est facile d'observer nous-mêmes les clients d'un bureau de tabac. Portons le regard sur leurs cheveux, leurs yeux et leur peau. Ces personnes ont-elles bonne mine ? Comment est leur teint ? Les gros fumeurs qui se libèrent du tabac sont surpris

1. H.W. Daniell : *Smoker's Wrinkles* (Annals of Internal Medicine 75, 873-880, 1971). Étude sur 1 000 sujets américains.

de constater que, après une semaine seulement, on leur trouve meilleure mine. Déridons-nous en choisissant de ne plus fumer !

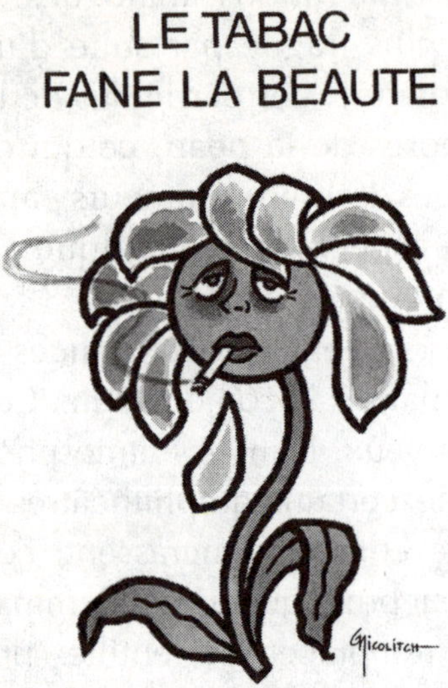

Dessin du CNCT

TABAC ET GROSSESSE

Préparer une nouvelle vie... quelle merveille ! Une future maman qui fume fait courir à son bébé le risque de ne jamais voir le jour. On compte 28 ‰ mort-nés quand la mère a continué à fumer pendant la grossesse contre 8 ‰ si elle s'est arrêtée (à peu près le même chiffre que si elle n'avait jamais fumé[1]). Une fumeuse accouche plus souvent prématurément et risque plus de complications (hémorragies...). **Fumer en attendant un enfant est une attitude irresponsable.** C'est un véritable crime contre l'humanité qui n'est pas digne d'un être sensé. Le rythme cardiaque du fœtus s'accélère de 10 à 20 battements par minute en même temps que celui de sa maman lorsqu'elle fume. Cela peut être préjudiciable au cœur en train de se former. La nicotine et l'oxyde de carbone ne sont pas filtrés par le placenta. Le fœtus en profite donc aussi et il est beaucoup plus sensible que sa mère. Lorsque le bébé arrive tout de même à terme, il pèse 200 g de moins que la moyenne[2] et devra affronter des troubles nerveux et respiratoires plus fréquents lors de sa croissance. Qui souhaite donner le jour à un enfant fragile, sujet aux rhino-pharyngites et dont le développement intellectuel sera ralenti ?

Arrêter de fumer augmente les chances d'avoir un bel enfant en pleine santé. L'idéal est d'arrêter avant la conception. Il n'est pas dangereux pour une femme enceinte de cesser de fumer. Au contraire, c'est une urgence ! Une femme qui allaite

---

1. *Ne fumez plus, n'enfumez plus* (Comité d'éducation pour la santé).
2. *Parler du tabac* (Comité d'éducation pour la santé).

ne doit pas fumer car la nicotine passe dans le lait. Rappelons que la prise de contraceptifs oraux devrait entraîner l'abandon du tabac. En effet, surtout après trente-cinq ans, l'association pilule-tabac fait courir à la femme de graves risques vasculaires. Si vous choisissez de cesser de fumer, alors votre bébé aura toutes les chances d'être le plus beau bébé du monde...

RÉSUMÉ DE L'ACTION DU TABAC

> *« Le tabagisme est, à l'heure actuelle, un des tout premiers risques pour la santé. »*
>
> Organisation mondiale
> pour la santé (OMS)

À première vue on distingue trois phases dans l'action du tabac sur la santé :

Celle de l'**attaque du tabac**. Le corps, toujours en bonne santé, réagit grâce aux mécanismes naturels de défense et d'élimination. Le fumeur n'est pas encore vraiment gêné par le tabac. L'oxygénation est moins bonne mais il ne s'en rend pas compte à cause de la réserve de puissance dont il dispose. La dégradation des systèmes respiratoire, nerveux, cardio-vasculaire et le dérèglement des mécanismes du glucose ont déjà commencé. C'est une phase de plaisir et d'insouciance où l'on ne voit aucune raison pour arrêter de fumer. Pourtant, arrêter à ce stade évite tous les méfaits du tabac. Attend-on qu'une voiture ait coulé une bielle pour y remettre de l'huile ?

À partir de **50 000 cigarettes** environ, les mécanismes de défense de l'organisme deviennent moins efficaces. C'est la deuxième phase : celle de l'invasion. Les composants toxiques de la fumée envahissent l'organisme. Les cils vibratiles sont paralysés et les goudrons se déposent dans les bronches au lieu d'être évacués. À ce stade, fumer est sans doute devenu un besoin. Le fumeur commence à tousser, à s'essouffler. Heureusement rien n'est encore irréversible. Tout rentrera dans l'ordre en cessant de fumer.

Après **150 000 cigarettes** (chiffre très variable d'un individu à l'autre), des troubles pathologiques graves liés au tabac apparaissent. C'est la troisième phase : celle du massacre. Il peut s'agir d'un cancer, d'un infarctus, de bronchite chronique ou d'emphysème. Il est toujours temps de retrouver un état de santé bien meilleur.

Ces chiffres de 50 000 et 150 000 sont des chiffres moyens qui n'ont pas grande signification dans les cas individuels : certains pourront être affectés plus tôt et on connaît toujours le cas d'un grand-père qui a fumé jusqu'à l'âge de quatre-vingt-dix ans... Dans chaque phase il y a deux attitudes possibles qui sont celles de ce proverbe arabe :

« L'homme qui veut faire quelque chose trouve un moyen, celui qui ne veut rien faire trouve une excuse. »

Certains doutent et se disent :

« Je ne vois pas l'intérêt d'arrêter. »

« Je voudrais arrêter, mais je n'en ai pas le courage. »

« Au point où j'en suis, il est trop tard ! »

« La vie est pourrie ; il n'y a aucun plaisir à vivre, alors autant s'intoxiquer. »

Ces attitudes fatalistes ne débouchent sur rien.

Voici une autre façon de penser qui peut changer beaucoup de choses :

« J'arrête avant les dégâts. »

« Maintenant, je vois pourquoi il faut en finir, et vite. »

« La vie est merveilleuse ; je veux la vivre à fond. »

Soyez positif !

ET GLOBALEMENT…

Quelles sont les conséquences du tabagisme pour la société ?

En affaiblissant l'organisme, le tabac favorise l'apparition de toutes les maladies physiques et mentales.

— Le tabagisme tue dix fois plus que les accidents de la route.

— Le tabac est à l'origine de 95 % des cancers du poumon, l'un des cancers dont on a le moins de chances de réchapper. À lui seul, il tue trois fois plus que les accidents de la route.

— Le tabac est responsable de 30 % de l'ensemble des cancers, notamment des cancers du poumon, des bronches, du pharynx, du larynx, de la langue, des lèvres, de l'œsophage, de la vessie, du pancréas et du col de l'utérus.

— Sur dix personnes souffrant de bronchite chronique, neuf fument. Environ quinze millions d'Européens, autant d'Américains et encore plus d'Asiatiques sont atteints de bronchite chronique.

— Le tabac favorise la formation des ulcères à l'estomac. Certains fumeurs avalent la fumée dans l'estomac car cela calme les douleurs de l'ulcère. Cela ne fait qu'aggraver l'ulcère et risque de le transformer en cancer (toujours les goudrons...) à la longue.

— 50 % des infarctus du myocarde sont imputables au tabac (ils n'auraient pas eu lieu si la victime n'avait pas fumé).

— Chez les fumeurs de plus d'un paquet par jour, 25 % des morts sont dues au tabac. Mourir du tabac est une mort parfois rapide (infarctus), mais souvent lente et inhumaine, précédée de grandes souffrances (infarctus à répétition, cancer du poumon, emphysème, bronchite...).

Le tabac représente une charge considérable pour la Sécurité sociale. L'équilibre de son budget serait plus facile à rétablir en réduisant la consommation de tabac et d'alcool qu'en augmentant indéfiniment les cotisations ou en réduisant les prestations. Le tabac coûte beaucoup plus cher qu'il ne rapporte à l'État.

Selon le Pr Tubiana, fumer une cigarette présente le même risque de mort (une chance sur un million) que :

— deux heures dans une pièce enfumée,

— boire un demi-litre de vin,

— 100 km en voiture,

— 500 km en avion,

— 6 km à moto,

— 3 ans de vie à proximité d'une centrale nucléaire.

Ces chiffres n'ont bien sûr de signification qu'en moyenne et sur un grand nombre de cigarettes.

Fumer un paquet par jour, c'est risquer sa vie autant qu'en faisant le tour de la Terre en avion deux fois par semaine.

Un tiers de la population fume dans les pays développés. Les fumeurs ont plus d'accidents du travail (et d'accidents en général) et s'absentent plus souvent de leur travail que les non-fumeurs. Selon des estimations faites aux États-Unis, celui qui fume coûte à son entreprise en moyenne environ 1 000 euros par an de plus qu'un non-fumeur dans le même emploi. Une grande partie de ce coût résulte de l'absentéisme pour cause de bronchite et bronchite chronique ; en moyenne, les fumeurs s'absentent cinq jours par an de plus que les non-fumeurs[1]. Certaines compagnies d'assurances pratiquent d'ailleurs des tarifs spéciaux pour l'assurance-vie des fumeurs. Rien qu'en France, le coût total du tabac pour le pays est estimé à environ 15 milliards d'euros par an (coûts médicaux et coûts sociaux) pour environ 60 milliards de cigarettes fumées. La consommation de tabac par les fumeurs de pipe et de cigares étant faible devant la quantité de tabac fumé sous forme de cigarettes[2], nous voyons que :

En moyenne chaque cigarette coûte environ 25 centimes d'euro à la collectivité, soit 5 euros par paquet.

L'État (sous forme de taxes), les fabricants de tabac et les bureaux de tabac se partagent l'argent provenant du tabac. Globalement, le tabac coûte nettement plus qu'il ne rapporte, mais l'argent ne rentre et ne sort pas des mêmes caisses : les entreprises, la Sécurité sociale, les compagnies d'assurances et les particuliers payent l'addition. Curieuse conception de la politique et de l'économie que celle qui consiste à tirer profit d'une situation où chaque

---

1. *La Lutte anti-tabac dans l'entreprise,* par Bruno Comby (ENSTA, 1985). Rapport détaillé sur le coût du tabagisme pour une entreprise et les solutions envisageables.
2. 85 % des 7 millions de tonnes de tabac vendus chaque année dans le monde sont consommées sous forme de cigarettes.

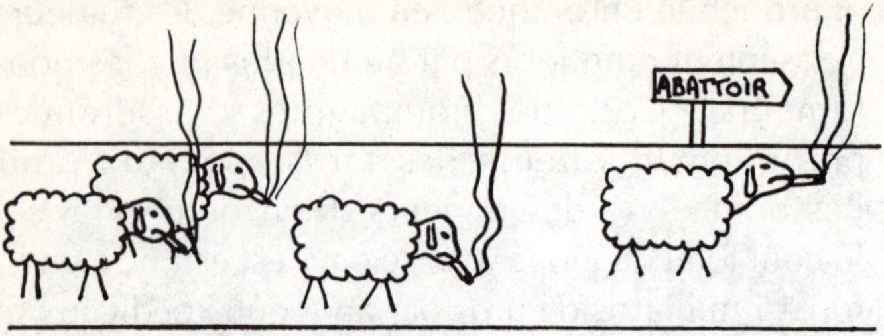

FUMER, C'EST CONTINUER A ÊTRE PASSIF

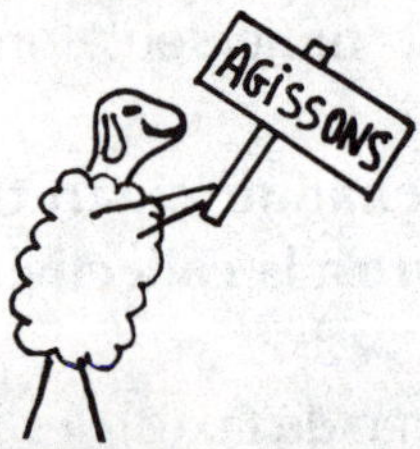

CHOISIR, C'EST ÊTRE ACTIF

individu qui dépense un euro en coûte davantage à la collectivité !

L'état de santé moyen de la population est gravement atteint par le tabac. Nous avons vu que les troubles pathologiques liés au tabac apparaissent à partir de 50 000 cigarettes fumées. Un fumeur moyen consomme plus de 100 000 cigarettes au cours de sa vie, ce qui se situe très au-delà du seuil dangereux. Continuer à fumer dans ces conditions, c'est comme rouler à tombeau ouvert avec une voiture dont on sait que les freins peuvent lâcher d'un instant à l'autre. Il vaut mieux arrêter de fumer le plus vite possible, de préférence avant d'être un fumeur moyen, pour limiter les risques.

Ces statistiques concernent l'ensemble de la population. Mais, direz-vous, que peut changer un fumeur de plus ou de moins ? Première réponse : ce n'est pas parce que tout le monde se précipite du haut d'une falaise qu'il faut se sentir obligé d'en faire autant. Deuxième réponse : il y a un effet boule de neige. Imaginons que vous choisissiez d'arrêter de fumer puis que :

— constatant votre succès, deux de vos amis vous imitent au bout de six mois,

— et qu'à leur tour ils soient suivis par deux amis au bout de six mois,

— et ainsi de suite.

Alors en dix ans votre choix aura permis à plus d'un million de personnes de se libérer du tabac. L'important n'est pas de vouloir changer la société mais de se changer soi-même. Ce choix représente bien plus qu'une goutte d'eau dans l'océan.

La consommation mondiale de cigarettes était déjà de 4,3 trillions (milliers de milliards) d'unités en 1979. En 1994, ce chiffre était passé à 5,5 trillions de cigarettes et en 2002 il était de 5,6 trillions d'unités. L'apparente stagnation de la consommation mondiale depuis quelques années est cependant une

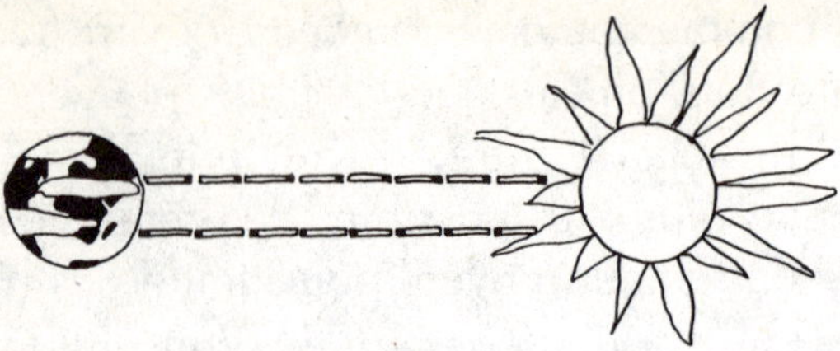

La cigarette au niveau mondial : un gaspillage.
Mises bout à bout, les cigarettes fumées en un an seulement couvriraient une distance de plus de 300 millions de kilomètres, soit plus que la distance de la Terre au Soleil.

bombe à retardement, car les maladies graves telles que le cancer du poumon surviennent 15 à 20 ans après le début du tabagisme si l'on continue à fumer (heureusement ce risque diminue rapidement si l'on arrête de fumer). Par ailleurs cette consommation qui globalement n'augmente plus cache en réalité de grandes disparités d'un pays à l'autre. Dans les pays développés, grâce aux vigoureuses campagnes de prévention du tabagisme, la consommation de tabac commence heureusement à décroître de manière significative. Mais, dans le même temps, la consommation augmente dangereusement dans les pays en voie de développement. La Chine, par exemple, représente déjà à elle seule 37 % de la consommation mondiale de tabac.

3

ENTRE PENSER ET AGIR

« *Il faut agir en homme de pensée et penser en homme d'action.* »

BERGSON

PARTIR TRANQUILLE

Imaginons que nous voulions partir en vacances au Maroc l'été prochain. Allons-nous improviser le départ début juillet ? Non, nous allons d'abord nous renseigner, puis faire des projets, concocter un itinéraire. Nous rêverons de plages ensoleillées, préparerons le voyage en économisant et en réservant le billet d'avion sitôt la décision prise. Nous mettrons toute notre attention aux derniers préparatifs pour être sûr de ne rien oublier. Dans ces conditions les vacances seront certainement réussies. Comment faire pour monter au premier étage ? Il faut gravir les marches une par une. Arrêter de

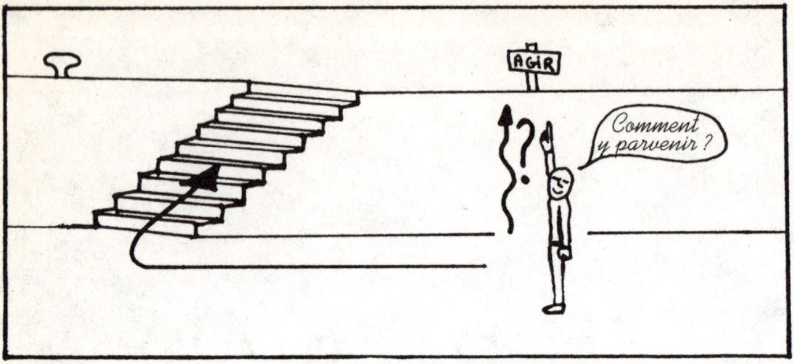

fumer est comme un grand voyage, il faut franchir plusieurs étapes :

PENSER – SE RENSEIGNER – PROJETER – RÊVER
CONCOCTER – DÉCIDER – FIGNOLER – AGIR.

Le passage de la pensée à l'action est beaucoup plus facile avec les intermédiaires. En gravissant les marches une par une, nous pouvons partir tranquille.

LE CAHIER DE LA LIBÉRATION

Penser : « *Je souhaite ne plus fumer* » est très bien. L'écrire sur un cahier, le répéter à voix haute, consigner par écrit tout ce qui nous poussait à fumer et ce qui va nous aider à nous libérer du tabac, c'est encore mieux. Il n'y a que le premier pas qui coûte. Ce premier pas sera extrêmement simple. Il consistera à acheter dès aujourd'hui un cahier d'écolier. S'il n'est pas possible d'en faire l'acquisition tout de suite, marquons-le sur notre liste de courses. Ainsi nous serons certains de franchir ce premier pas. Sitôt l'achat effectué, nous inscrirons *Cahier de la libération* sur la couverture. Ce cahier personnel, nous le remplirons ensemble petit à petit. Conservé dans un endroit accessible, par exemple près du téléphone ou de l'ordinateur portable avec un stylo à proximité, nous l'aurons sous la main à tout moment. Il nous suivra tout au long de notre libération. Un doute, une angoisse une fois déballés sur le papier prennent une dimension qui permet de les résoudre avec lucidité.

Ce cahier sera rempli dans un esprit constructif, sans se culpabiliser. Il permettra le moment venu d'être bien préparé pour la grande libération. Compléter et consulter ce cahier nous aidera à tenir les premiers jours. On sera fier ensuite de le montrer aux amis qui n'auront pas encore cessé de fumer ! Durant la phase de préparation on remplira une ou deux pages par jour. Il est bon d'en remplir au moins une par jour jusqu'à la date à laquelle vous choisirez de ne plus fumer. Cela vous laisse entre une et deux semaines pour bien vous préparer. Sur la première page écrivez dès maintenant en quelques lignes ce que vous attendez de ce cahier : par exemple qu'il vous suive, vous aide et participe à votre victoire. Datez et signez.

Aujourd'hui, inscrivons simplement les titres, un par page en haut de la page :

AUTOSUGGESTION :

BIENFAITS RESSENTIS :

SANTÉ :

MOTIVATIONS :

ASSOCIATIONS :

COMPORTEMENT :

ENVIRONNEMENT DU TABAC :

ÉQUILIBRE :

DISPARITION DES ENVIES DE FUMER :

CHOISIR :

JE NE T'AIME PLUS :

RÉPONSE À TOUT :

FUTUR :

Nous pouvons d'ores et déjà remplir une dizaine de pages :

Consommation :

Évaluez votre consommation quotidienne, calculez combien cela représente de cigarettes en un an, en dix ans et en trente ans. Un paquet par jour donne 7 300 cigarettes en un an, 73 000 en dix ans et 219 000 en trente ans. La dépendance vis-à-vis de la nicotine intervient en général au-dessus de dix cigarettes par jour. Comment vous placez-vous par rapport à ce cap de dix cigarettes et aux caps des 50 000 et des 200 000 cigarettes dont nous avons déjà parlé ? Êtes-vous encore en dessous ou déjà au-dessus de ces seuils fatidiques ? Écrivez-le.

Les fumeurs de pipe feront leur calcul en poids de tabac fumé.

Pour ou contre :

Tracez une colonne en milieu de page. D'un côté inscrivez « pour » et faites l'inventaire de ce que vous estimez positif dans l'usage de la cigarette. De l'autre marquez « contre » et faites la liste de tout ce qui vous paraît négatif. Vous pourrez compléter au fur et à mesure que vous avancerez dans la lecture de ce livre.

Bienfaits espérés :

Dressez une liste aussi complète que possible des bienfaits que vous attendez de l'arrêt du tabac sur différents plans : santé, travail, loisirs, vie privée...

Fumeur mécanique :

Réalisez l'expérience et fixez à cette page un morceau du coton ou du filtre à café avec du ruban adhésif. Précisez la teneur en goudrons et en nicotine qui est inscrite sur le paquet de cigarettes. La nicotine parvient au cerveau en sept secondes. Calculez la surface de filtre qui est tachée (typiquement : 4 cm^2 colorés en brun foncé par les goudrons et dépôts toxiques d'une seule cigarette). Multipliez cette surface par le nombre de cigarettes que vous avez déjà fumées pour calculer l'équivalent de quelle surface de vos poumons sont déjà de cette couleur. La surface développée de vos poumons représente environ 80 m^2. En fumant un paquet par jour ce sont, chaque année, environ

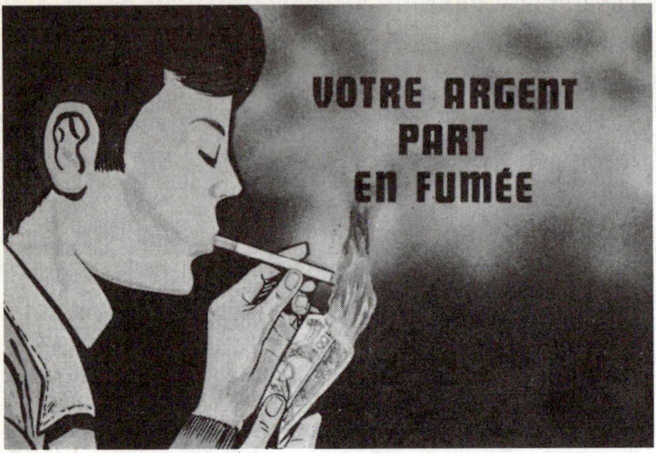

« *Si l'homme est bien informé,*
il gaspillera moins et s'intoxiquera moins,
il partagera mieux parce qu'il aura compris
où est son bonheur » (Pr Henri JOYEUX).

3 m^2 de l'intérieur de vos poumons qui deviendront de la couleur du filtre taché (brun foncé). Calculez la surface exacte dans votre cas et encadrez le résultat : « Ayant fumé X cigarettes par jour depuis Y années, l'équivalent de Z m^2 de mes poumons sont déjà de cette couleur. » Soyez rassuré : si vous arrêtez de fumer, ces dégâts du tabac seront progressivement réparés.

Argent :

Combien vous coûte le tabac en un mois, en un an, en trente ans ? Calculez combien vous avez déjà dépensé en fumant. Calculez et aussi notez ce que vous dépenseriez si vous continuiez à fumer encore dix, vingt ou trente ans. Un paquet de cigarettes par jour, c'est 10 950 paquets en trente ans. Multipliez par le prix d'un paquet et notez le montant obtenu. Et encore, nous avons oublié de compter le prix des briquets, des cendriers, des vêtements brûlés et du désagrément causé à vos proches, vos collègues et vos amis, sans parler du prix (inestimable) de votre santé, de votre bien-être et votre liberté. Savez-vous que 80 % de cet argent rentre dans les caisses du percepteur ? Acheter des cigarettes c'est se faire taxer encore un peu plus. Faites des projets. Notez ce que vous ferez de cet argent lorsque vous ne fumerez plus. Un paquet par jour représente assez d'argent pour s'offrir chaque année une semaine de vacances de rêve à deux personnes, par exemple un séjour au ski (tout compris) ou dans un bel hôtel au bord de la plage dans un pays tropical.

Pulsations :

Prenez votre pouls après un bon quart d'heure de repos et notez le résultat. Le rythme normal pour un adulte se situe entre 60 et 70 pulsations par minute. Le pouls augmente avec l'âge. Celui d'un fumeur ou d'une personne stressée sera plus élevé. Une valeur plus faible correspond à un meilleur état de santé. Certains sportifs ou yogis descendent jusqu'à 40 pulsations par minute. Dans la semaine qui suit l'arrêt du tabac le cœur ralentit fréquemment de 20 pulsations par minute (surtout chez les gros fumeurs). Après l'arrêt, noter la valeur du pouls tous les matins permet de mesurer les progrès effectués. Un médecin peut vous montrer comment trouver votre pouls. Dès aujourd'hui préparez un tableau qu'il n'y aura plus qu'à remplir :

— Valeur du pouls tant que je fumais : ....
— Valeur du pouls le jour de l'arrêt : ....
— Valeur du pouls le 2e jour : ....
— Valeur du pouls le 3e jour : ....
— Valeur du pouls le 4e jour : ....
— Valeur du pouls le 5e jour : ....
— Valeur du pouls le 6e jour : ....
— Valeur du pouls le 7e jour : ....
— Valeur du pouls le 8e jour : ....

Chaque cigarette fumée est responsable, en moyenne, de 1 000 battements de cœur supplémentaires. Écrivez et remplissez : « Nombre de battements de cœur inutiles que je m'imposais en fumant (par jour) : ... », « Ce qui fait en 30 ans : ... battements de cœur inutiles.. » Dès lors, il n'est pas étonnant que le tabac soit le principal facteur de risque cardiovasculaire.

Premier jour : recopiez les conseils et le menu donnés au chapitre 7 pour le premier jour.

Deuxième jour : recopiez de même les conseils pour le deuxième jour, puis pour le troisième, le quatrième jour et ainsi de suite (un jour par page).

AUTOSUGGESTION

« *Toute idée acceptée par le cerveau tend à se concrétiser en actes.* »

BERNHEIM

L'intoxication par le tabac est aussi une intoxication psychologique. Il est donc important d'agir à ce niveau. L'autosuggestion augmente le désir de cesser de fumer. Cela permet, le moment venu, de disposer de toutes ses forces pour lutter contre le tabac au lieu de nous épuiser psychologiquement par des doutes qui ne débouchent sur rien (« *Ai-je raison d'arrêter ?* », « *Vais-je y parvenir ?* »...). Le doute est l'ennemi du progrès ; voyez toujours le côté « positif » de la vie. La puissance de votre cerveau, si elle est bien utilisée, dépasse vos espérances.

L'autosuggestion est une version modernisée de la méthode du Dr Coué pour qui « *l'homme est ce qu'il pense* ». Nous savons qu'il existe dans notre psychisme une partie consciente et une partie inconsciente. Le principe de l'autosuggestion consiste à faire passer une idée consciente (je voudrais cesser de fumer) dans l'inconscient (qui dirige nos actes). Une fois cette image bien imprégnée dans l'inconscient, nous agissons inconsciemment de façon à la réaliser. La publicité cherche ainsi à faire passer un message au niveau de l'inconscient. Ce qui est intéressant, c'est que nous pouvons intervenir pour faciliter le processus. Il s'agit de l'une des étapes du passage de la pensée à l'action qui fait souvent défaut. Aujourd'hui la plupart des personnes ont beaucoup d'idées mais en réalisent très peu. Celui qui domestique son inconscient contrôle beaucoup mieux ses actions.

Les rêves sont des manifestations de l'inconscient. L'idéal est de parvenir à rêver que l'on ne fume plus. L'inconscient commande la plus grande partie de nos actes et de notre métabolisme. La puissance de travail de l'inconscient est immense. Les réflexes conditionnés sont des actes qui, par répétition, finissent par imprégner l'inconscient. C'est ainsi qu'à force de fumer le geste en est devenu automatique, de la même façon que l'on appuie sans y penser sur l'interrupteur pour allumer la lumière en rentrant dans sa chambre. Il est très efficace d'agir sur son inconscient pour cesser de fumer. Cette action est rendue nécessaire par le fait que la cigarette et l'acte de fumer font partie intégrante de l'inconscient du fumeur. Il ne suffit pas de penser consciemment : « *J'arrête de fumer* » pour y parvenir. Cela explique en partie pourquoi tant de personnes continuent à fumer tout en souhaitant cesser. Le poids des habitudes... Notre inconscient se comporte comme une cassette : il faut enregistrer un nouveau message pour effacer le précédent.

Plusieurs facteurs permettent à une pensée d'imprimer plus fortement notre inconscient :

— Les yeux fermés.

— L'isolation sensorielle (éviter bruit, lumière, chaud, froid...).

— La décontraction musculaire, en particulier des yeux, de la mâchoire et du cou.

— Le calme mental (vide émotionnel).

— La répétition dans le temps de cette pensée (cumul des effets).

Il y a un état mental dans lequel l'autosuggestion est particulièrement efficace. Il est caractérisé par un rythme alpha sur un électro-encéphalogramme. C'est un état de calme qui s'instaure au bout de quelques minutes, parfois quelques secondes, lorsqu'on ferme les yeux. En s'entraînant on peut même produire cet état les yeux ouverts. L'autosuggestion se pratique n'importe où, n'importe quand. Pour commencer il est cependant préférable de la pratiquer allongé, les yeux fermés. Les circonstances idéales sont réunies au coucher, au réveil ou lors d'une sieste lorsqu'on se trouve à mi-chemin entre la pleine conscience et le sommeil.

Une fois un certain calme établi, on formulera la suggestion. Ce sera une phrase préparée à l'avance, doublée d'une image mentale dans laquelle on visualise ce que l'on désire obtenir.

La phrase doit être attrayante, positive, constructive, courte et claire (comme un ordre militaire), concrète. On évitera les négations. Par exemple la formule « *Je ne veux pas être méchant* » sera remplacée par « *Je deviens aimable* ». *« Je respire à pleins poumons »* ou *« je choisis de vivre pleinement »* ou *« ma santé et mes performances s'améliorent »* est mieux que *« Je ne veux pas fumer »*. Choisissez une phrase courte et positive qui vous convient et qui deviendra pour vous comme un leitmotiv, un compagnon le temps de votre libération. Répétez cette phrase déjà dix fois et notez-la tout de suite dans votre *Cahier de la libération*.

L'inconscient est d'autant plus impressionné que cette pensée est formulée avec intensité et de façon répétée.

En pratique, le nombre de répétitions nécessaires dépend de l'intensité. Une formulation intense peut être très efficace en une seule fois. C'est ainsi que certains événements marquent profondément pour toute une vie (mariage, accidents...). En règle générale, l'autosuggestion se pratique une ou plusieurs fois par jour jusqu'à obtention de l'effet désiré. Répétez et continuez pendant toute la phase de préparation du sevrage, même s'il n'y a aucun résultat apparent au début.

L'image visualisée doit être nette et remplir tout le champ visuel, comme au cinéma. Pour cesser de fumer, on se tournera donc un film dont nous sommes le héros non fumeur. Il faut se sentir tel que l'on voudrait être.

Pratiquer l'autosuggestion, c'est mettre un tigre dans le moteur de sa volonté. Les actes tendent alors à se réaliser comme par enchantement. On peut bien sûr arrêter de fumer sans autosuggestion, mais celle-ci est d'une telle efficacité qu'il serait dommage de s'en priver. Même lorsqu'on ne sait pas comment faire au départ, les résultats sont toujours probants. Comme le dit Balzac, « *les gens qui veulent fortement une chose sont presque toujours bien servis par le hasard* ».

D'excellents adjuvants sont la joie et l'optimisme[1]. Il faut y croire. Si vous n'êtes pas certain de la victoire, faites semblant de l'être, cela augmente vos chances. Un ancien fumeur nous en apporte confirmation : « *Quand on se persuade que c'est facile, cela n'a aucune raison d'être dur. Cela paraît simpliste, mais cela marche.* »

Faire des kilomètres en voiture n'a rien de très passionnant. Pourtant, si nous savons qu'il s'agit de la route vers les vacances, les cocotiers, le farniente et

---

1. Site internet recommandé : www.optimi.org.

le soleil, alors le voyage lui-même devient une aventure enthousiasmante. Il en va de même pour l'arrêt du tabac. Fermez les yeux. Imaginez une ville bruyante et polluée. Tout le monde y fume, l'agitation et le désordre règnent, on s'y sent mal. Puis imaginez des cocotiers bordant une plage de sable fin et respirez bien à fond l'air pur. On est beaucoup mieux ainsi. Pourtant nous étions au même endroit. Nous pouvons faire ce voyage vers un univers meilleur. Arrêter de fumer n'est pas une frustration, cela représente un progrès. Rions, sourions, fermons les yeux et mesurons l'ampleur de ce bonheur qui nous attend.

Pratiquer l'autosuggestion régulièrement donne les mêmes résultats que l'hypnose (qui s'adresse aussi à l'inconscient) mais en étant son propre hypnotiseur. Essayons dès ce soir :

— allongé, prêt à nous endormir ;

— calme et décontracté ;

— sourions, lisons un livre drôle, pensons à quelque chose d'amusant ;

— visualisons, en y croyant, notre future personnalité de non-fumeur. La cigarette ne nous concerne plus. Nos performances s'améliorent à tous niveaux. On se sent très bien ainsi ;

— répétons à voix haute (c'est préférable, mais on peut aussi se le réciter mentalement) : « *Je suis tout à fait calme. Très bientôt, j'arrête de fumer.* »

À partir du jour de l'arrêt la formule deviendra : « *J'ai choisi de cesser de fumer.* » Elle sera alors récitée comme un leitmotiv. On la répétera à tout moment et particulièrement en cas d'envie de fumer.

D'autres suggestions peuvent s'avérer utiles :

« *Je deviens calme et confiant* »,

« *Je suis certain de réussir* »,

« *Je suis heureux de me sentir aussi bien* »,

« *Je respire bien à fond* »,

« *Le tabac m'incommode* »,

« *Mon envie de fumer disparaît* »,

« *Je n'ai plus envie de fumer* ».

Chacun est libre d'inventer des suggestions qui lui conviennent.

L'autosuggestion pratiquée quotidiennement pendant plusieurs semaines ou plusieurs mois peut suffire pour se libérer du tabac. Les résultats ne sont pas immédiats mais ils sont très profonds.

> « *Lorsque l'esprit est plein de joie, cela sert beaucoup à faire que le corps se porte mieux.* »
>
> DESCARTES

Cahier de la libération : sélectionnez une formule d'autosuggestion et inscrivez-la en gros caractères à la page « Autosuggestion ». Par exemple on pourra utiliser la phrase : « *Très bientôt je choisis de cesser de fumer.* » Pendant la période de préparation, on la répétera plusieurs fois le matin au réveil, le soir en se couchant et dans la journée le plus souvent possible. Cette phrase porte en elle un très grand espoir : illustrez-la avec des fleurs, un soleil… et beaucoup d'optimisme.

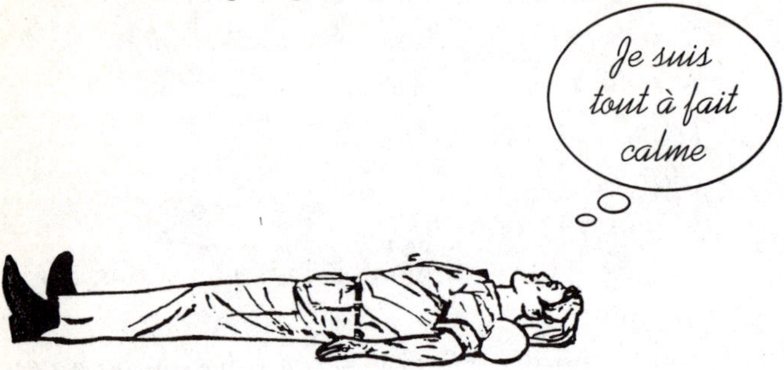

ÊTRE CONCRET

« *L'alpiniste est un homme qui conduit son corps là où un jour ses yeux ont regardé.* »

Gaston REBUFFAT

Une idée vague est difficilement réalisable. Ne faire qu'une chose à la fois, formuler des idées concrètes et simples nous oriente beaucoup plus sûrement dans la direction choisie. « *Je vais arrêter de fumer* » est un peu vague, difficile à appliquer. En revanche : « *Je vais découper des cartelettes marquées : "Non merci, je ne fume plus" que je mettrai dans ma poche pour montrer à ceux qui me proposeront des cigarettes* » est plus facile et d'une efficacité percutante, surtout si le scénario est préparé et répété à l'avance. Peut-être aimeriez-vous changer une partie de votre caractère (nervosité, timidité, sociabilité...). Alors il faut savoir qu'un but hors d'atteinte peut être ramené à portée de bras grâce à des actes ridiculement simples, pourvu qu'ils soient concrets. Par exemple « *dire bonjour en souriant au premier inconnu que je croiserai demain matin* » est une excellente décision pour se libérer de la timidité.

Ce livre contient beaucoup de conseils d'apparence inutile : écrire, dire, répéter, découper, dessiner, regarder, boire, manger... Ce sont des actes simples et concrets. La clé du succès réside dans leur application.

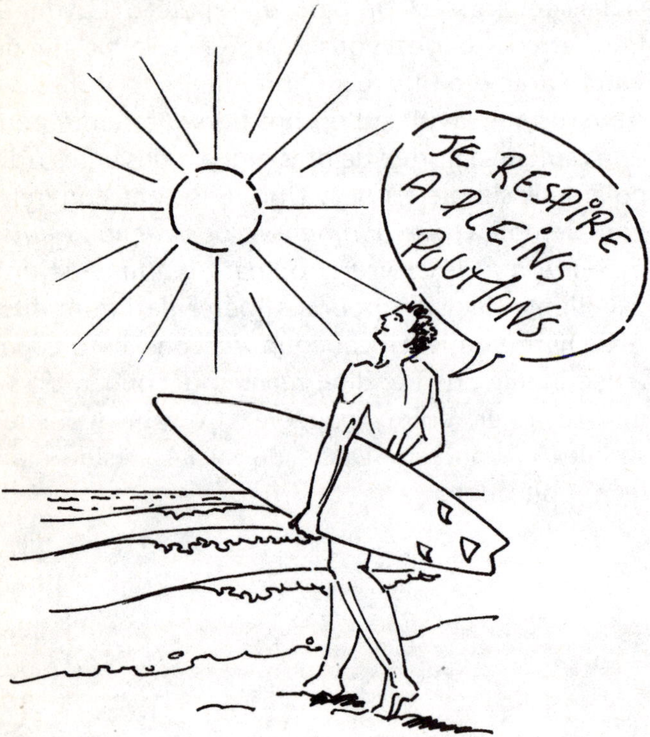
JE RESPIRE A PLEINS POUMONS

4

FAISONS LE POINT

« Connais-toi toi-même. »

SOCRATE

BILAN PHYSIQUE

Nous allons partir tranquille, en terrain connu. Pour cela, tâchons de voir où nous en sommes. La cigarette a-t-elle déjà eu des répercussions sur notre santé ? La toux, le manque de souffle, la grippe, les maux de tête, le stress, la nervosité, l'irritabilité, la baisse de l'acuité visuelle, les angoisses, les jambes lourdes, la fatigue, le sommeil fragile peuvent être causés par le tabac. Habituellement nous réagissons en accusant l'environnement, l'hérédité, la fatalité, la société, les microbes ou les autres. Or la plupart des troubles bénins comme des maladies graves peuvent être évités par une hygiène de vie adéquate.

Parmi nos petits ennuis de santé, lesquels vont disparaître en cessant de fumer ? Dressons-en la liste à la page « Santé » du *Cahier de la libération.*

BILAN PSYCHIQUE

> *« C'est encore en méditant l'objet que le sujet a le plus de chances de s'approfondir. »*
>
> Gaston BACHELARD

Imaginons qu'en déambulant dans la rue nous soyons amené à passer devant un restaurant. Des clients y dégustent un magnifique dessert. Automatiquement nous nous mettons à saliver. La seule vue du gâteau amène l'eau à la bouche.

De la même façon voir un ami sortir une cigarette et l'allumer déclenche l'envie de fumer. Cette cigarette est associée mentalement à la notion de plaisir, de partage. Si avant de rencontrer cet ami nous avions assisté à l'ablation d'un poumon cancéreux, la vision de ce même paquet de cigarettes aurait provoqué un sentiment de dégoût, peut-être des nausées. Dans ce cas l'association aurait été « cigarettes-horreur », « cigarettes-poumon cancéreux ». La publicité en faveur du tabac cherche à créer des associations dont le seul but est de vous faire acheter plus de cigarettes (et non, comme elle semble le dire, de vous rendre plus heureux). On trouve ainsi des associations mensongères : « cigarettes-virilité », « cigarettes-sport », « cigarettes-amis », « cigarettes-cow-boy », « cigarettes-aventure ». Leur seul intérêt est commercial. Dans la réalité la cigarette diminue la libido et est incompatible avec le sport. Le célèbre cow-boy grand fumeur que l'on a pu admirer pendant des années, posant fièrement sur son cheval pour les publicités d'un grand fabricant de cigarettes a d'ailleurs connu une fin misérable en mourant, encore jeune, d'un cancer du poumon qui le fit terriblement souffrir. Quant à l'aventure tabagique, elle mène tout droit à l'hôpital. Cela vous rassure-t-il de penser que ce qui est en train de vous rendre malade permet à l'industrie du tabac de s'enrichir et de faire des profits ? Voici ce qu'en pensent deux anciens fumeurs :

— *« À quatorze ans j'ai fumé pour me prouver que j'étais un homme ; à quarante ans je cesse pour les mêmes raisons. »*

— *« Je viens de comprendre que j'ai vécu trente-deux ans comme un imbécile. »*

Le matraquage publicitaire contribue à implanter ces associations dans notre inconscient. Le fait pour certains de se sentir mieux en fumant sous l'effet de cette drogue qu'est la nicotine joue dans le même sens. Et ensuite la vue d'un autre fumeur allumant une cigarette, apparemment avec plaisir et en tout cas avec un certain cérémonial, agit dans notre esprit comme un message publicitaire. Le copain fume, donc le fumeur est un copain. Le héros fume, sur les affiches, donc le fumeur est un héros. Sommes-nous dupes de pièges aussi grossiers ? À la télévision comme au cinéma, trop souvent, les vedettes et les hommes publics fument. Inconsciemment, dans l'esprit des jeunes comme des adultes, fumer a été « branché ». Fort heureusement cette conception est en train d'évoluer. Le héros, maintenant, c'est celui qui s'arrête !

Fumeur cow-boy, fumeur dynamique, fumeur dragueur ou fumeur classique, il existe de nombreux messages auxquels les fabricants de tabac voudraient nous faire croire. Disséquez les publicités concernant l'alcool et le tabac. Il y en a au moins une qui vous est destinée. Trouvez-la. Le conditionnement par la télévision, le cinéma et la radio est particulièrement efficace car on se trouve alors dans un état passif, à moitié assoupi, et l'on reçoit sans réfléchir. Nous avons vu que cet état est celui qui convient le mieux à l'acceptation d'un message par l'inconscient. Des pressions psychologiques considérables s'exercent ainsi à notre insu.

Prendre conscience de l'aspect un peu ridicule et mensonger de ces associations suffit pour amorcer un déconditionnement : on se rend compte que la cigarette n'est pas comme on le croyait un « plaisir », une « détente », un « outil de séduction », mais un vulgaire petit morceau de papier sur lequel notre psychisme avait plaqué une étiquette. Pour opérer ce déconditionnement, cherchons simplement à mettre en évidence ces associations sur d'autres fumeurs et sur nous-même. Perçons les secrets du tabac. Prenons conscience de la réalité. Décortiquons les publicités. Demandons aux gens autour de nous pourquoi ils fument et ce que la cigarette leur apporte. Nous noterons le résultat de nos observations à la page « Associations » du *Cahier de la libération*.

Avant de cesser de fumer il importe de savoir pourquoi nous fumions auparavant, ainsi que les motivations qui nous poussent à cesser. Nous consignerons tout cela à la page « Motivations » du *Cahier de la libération*. Faisons deux colonnes : une « pourquoi je fumais » et une « pourquoi je vais arrêter ». À la question « pourquoi fumez-vous ? », 65 % des fumeurs répondent qu'ils n'en savent rien ou qu'ils fument par habitude, 5 % répondent qu'ils fument par besoin, 15 % pour se détendre et 15 % seulement pour le plaisir ou pour le goût. Répondez aussi à la question : « *Avec qui pourrais-je arrêter ?* »

Pour certains, la cigarette est l'amie des moments difficiles. Elle amène un peu de calme dans la tourmente, de présence dans la solitude, de réconfort dans le désespoir. Comme l'alcool, la cigarette, en paralysant une partie du système nerveux permet « d'oublier ». C'est bien commode. Malheureusement la cigarette ne résout pas les problèmes, elle les cache. Pour d'autres, la cigarette est un moyen de communiquer entre amis, d'échanger quelque chose. Offrir une cigarette est un geste hautement symbolique. Cela met à l'aise, permet de débuter une conversation. C'est un aspect positif. Il existe des quantités d'autres moyens de montrer sa bonne volonté, d'écouter l'autre, et bien d'autres choses à offrir ou à partager. Source de communication, le tabac agit aussi comme un masque qui nous empêche d'exprimer notre véritable personnalité.

LE COMPORTEMENT

Tout un comportement est attaché à l'acte de fumer. Imaginons que le monde soit un zoo humain et observons le comportement des animaux. Les nouveau-nés y sucent leur pouce et les adultes aussi ont des comportements amusants : ils manipulent des petits objets devant leur bouche. Imaginez que ce ne soient pas des hommes mais des singes et que les cigarettes soient en réalité des tétines ou des hochets. N'est-ce pas amusant ? Il est très instructif d'observer ainsi les gestes des hommes.

Détaillons les comportements de fumeurs. Tout un rituel est attaché à l'acte de fumer : sortir son paquet de cigarettes, l'ouvrir, chercher un briquet, l'allumer... Sommes-nous conscients de tous ces gestes ? Nous arrive-t-il d'allumer une cigarette sans même y prêter attention ?

Cahier de la libération : imaginez et notez à la page « Comportement » en quoi vos gestes seront modifiés après l'arrêt du tabac. Par quoi sera remplacée la cigarette que l'on offre à un ami (par une bonne bourrade amicale, un verre de jus de fruits, un compliment, un sourire) ? Quand et où fumez-vous ? Où achetez-vous vos cigarettes ? Combien avez-vous de paquets de cigarettes entamés en ce moment ? Où sont-ils ? Dans la poche d'un blouson, dans un tiroir ?... Notez tout cela. Bien connaître ses habitudes permet le moment venu de les modifier plus facilement.

La consommation de cigarettes a augmenté très vite en France jusqu'en 1990. Les fortes campagnes de prévention du tabagisme, l'interdiction de la publicité en faveur du tabac, les augmentations du prix du tabac, les messages sanitaires d'avertissement apposés sur les paquets de cigarettes, les actions en justice contre les fabricants de tabac, ainsi que le succès de la première édition de ce livre ont alors porté leurs fruits. La consommation de tabac a commencé à décroître de manière significative. La baisse a été supérieure à 10% entre 1999 et 2003 (1,8 million de fumeurs en moins). Il y a cependant encore 40 % des jeunes de 18 à 24 ans qui fument et le tabac tue toujours trop. Il faut donc

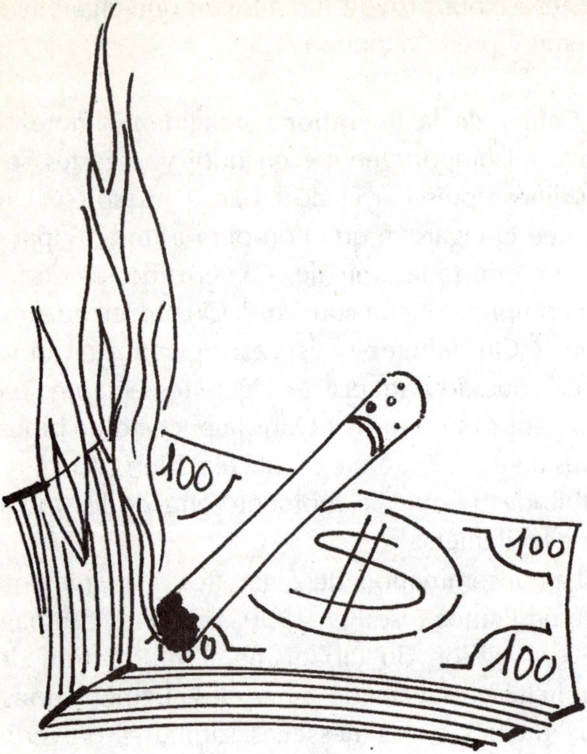

Fumer, c'est flamber son argent.

continuer et intensifier les actions de prévention et d'information. Lors de la première édition de ce livre en 1986, la consommation augmentait sans cesse d'année en année. On constate cependant que, grâce à la courageuse détermination des pionniers

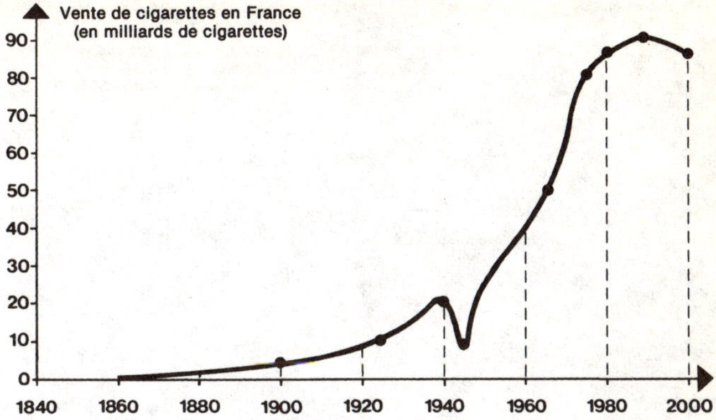

Le bouleversement de l'alimentation depuis 1840 :
on constate une augmentation des consommations d'alcool,
de café, de sucre. Tous incitent à fumer ; les ventes de cigarettes
se sont alors développées.

de la lutte contre le tabagisme, la tendance s'est inversée. Les statistiques évoluent désormais dans le bon sens. Fumer est maintenant devenu ringard et dépassé.

5

L'ENVIRONNEMENT DU TABAC

> « *À l'hypertabagisme s'allient volontiers l'alcoolisme et le caféisme.* »
>
> Bulletin de l'Ordre des médecins

UN CYCLE INFERNAL

Le tabagisme n'est pas un phénomène isolé. Certaines de nos habitudes, notamment alimentaires, nous poussent vers le tabac. Sans le savoir, le fumeur commet ainsi des erreurs qui l'incitent à fumer :

— boire de l'alcool,

— boire du café,

— consommer d'autres excitants (thé, Coca-Cola, épices...),

— consommer trop de sucre,

— tout excès de stimulations (visuelles ou sonores),

— manque d'exercice,

— surmenage, vie frénétique.

Tabac, alcool, café, sédentarité, excès de stress et sucre constituent un cycle dont les éléments s'entraînent les uns les autres. Ils forment une véritable association de malfaiteurs. Ce cycle est alimenté par une part d'euphorie ; il débouche sur la maladie et la déprime. Les jeunes qui ne buvaient que peu d'alcool après la guerre se sont mis à boire massivement dans les années 1970 après qu'on les ait laissés fumer dans les écoles. En Europe, jusqu'au XIXe siècle, on consommait beaucoup moins d'alcool, de café, de viande et de sucre qu'aujourd'hui. L'alimentation était alors à base de céréales, de légumes et de fruits, avec des œufs et de la viande. Dans tous les pays, les consommations de café, d'alcool, de sucre et de cigarettes augmentent simultanément. Dans le même temps, la consommation de céréales décroît. Ce fut le cas en Europe ces cent dernières années. Le même phénomène se produit aujourd'hui dans le tiers-monde. Le changement d'alimentation contribue considérablement à pousser l'homme moderne en recherche de « stimulants » de plus en plus puissants vers le tabac et d'autres drogues. Le bruit, le travail en bureau et les autres caractéristiques de la vie dans un environnement citadin jouent un rôle également, mais moindre.

Les divers éléments de ce cycle sont souvent (mais pas toujours) réalisés ou consommés ensemble. Qu'y a-t-il de plus sympathique, après un bon repas au restaurant, qu'une tasse de café sucré et une cigarette pour accompagner le digestif ? Cinq éléments du cycle (tabac, alcool, café, sucre, sédentarité) sont alors réunis… et six avec le stress s'il s'agit d'un important repas d'affaires !

Ces phénomènes d'entraînement sont dus en partie aux mécanismes du glucose dont nous avons déjà parlé. Tabac, alcool, sucre et bruit provoquent une augmentation passagère du taux de glucose. Ensuite la diminution du taux de glucose crée un appel qui boucle la boucle… On vit une série de hauts et de bas dont les bas se font de plus en plus profonds au fur et à mesure que le martèlement continue.

En ce qui concerne le bruit, il y a lieu de se méfier plus particulièrement de l'usage du walkman et de la fréquentation trop régulière des boîtes de nuit (souvent associées à l'usage de la cigarette et des drogues, comme par hasard !). Dans les boîtes de nuit on trouve simultanément une musique très forte (stimulation sonore du système nerveux), des jeux de lumières (dont le moins que l'on puisse dire est qu'ils apportent une stimulation visuelle), du tabac et de l'alcool (qui s'y vend d'ailleurs très bien malgré le prix de la consommation). Il est bien sûr recommandé de s'amuser, de sortir et de danser mais il n'y a aucunement besoin de boire et de fumer. Une bonne hygiène de vie fera de vous un meilleur danseur.

Il y a une autre explication à l'existence de ce cycle. La nicotine est un alcaloïde. Il y a d'autres alcaloïdes. La caféine (contenue dans le café, dans le thé et dans le Coca-Cola) et la théobromine (contenue dans le cacao et le chocolat) produisent les mêmes effets que la nicotine sur le système nerveux. Certaines épices contiennent également des alcaloïdes.

Chez le fumeur, le besoin de nicotine résulte aussi de l'ingestion des autres alcaloïdes. Lorsqu'on cesse de fumer, si l'on continue à boire du café on entretient le besoin de nicotine. L'ignorance de cette règle explique pourquoi certains fumeurs qui boivent de l'alcool et du café n'arrivent pas à cesser de fumer. Il faut attendre au moins un mois après l'arrêt du tabac avant de retoucher (à ses risques et périls !) à l'alcool, au café, au thé, au chocolat...

Le tableau suivant provient d'une étude de Friedmann aux États-Unis (1979) effectuée sur 2 800 sujets pendant cinq ans :

	% de sujets buvant plus de six tasses de café par jour	**Consommation d'alcool[1]**
Fumeurs	20 %	0,60
Récidivistes	14 %	0,56
Anciens fumeurs	8 %	0,53
Non-fumeurs	8 %	0,38

1. On peut interpréter ces résultats sous forme relative, c'est-à-dire que par rapport à un non-fumeur n'ayant jamais fumé, l'ancien fumeur consomme 1,40 fois plus d'alcool, le récidiviste 1,47 fois plus et le fumeur 1,58 fois plus.

Les fumeurs boivent plus d'alcool et de café que les non-fumeurs. On constate également que ceux qui boivent peu d'alcool et de café se libèrent facilement du tabac. Pour cesser de fumer, tout ce qui contribue à rayer d'autres éléments du cycle que le tabac facilite l'arrêt du tabac lui-même. En l'absence d'alcool, de café et de sucre, on ne ressent pas (ou beaucoup moins) l'envie de fumer. Vouloir se débarrasser uniquement du tabac est une entreprise risquée et difficile. Pour arrêter de fumer nous supprimerons ce qui était à l'origine du besoin de fumer.

Dans un cycle, les effets ne s'additionnent pas, ils se multiplient. Considérons le cas de la synergie amiante/tabac ; les ouvriers ayant travaillé dans les usines de fabrication d'amiante présentent un risque accru de cancer du poumon. Comparons les risques relatifs de cancer du poumon pour :

— Non-fumeur non exposé à l'amiante......... 1
— Fumeur non exposé à l'amiante............... 11
— Non-fumeur exposé à l'amiante................ 5
— Fumeur exposé à l'amiante...................... 53

Le cumul tabac-amiante multiplie le risque par 53, soit à peu près 5 x 11 et non 5 + 11. On remarquera au passage qu'il est beaucoup plus dangereux pour sa santé de fumer aujourd'hui que d'avoir travaillé toute sa vie (à l'époque où les normes y étaient bien moins strictes et les conditions de travail bien plus mauvaises qu'aujourd'hui) dans une usine d'amiante. De la même façon, les facteurs de risques cardio-vasculaires (tabac, diabète, hypertension, cholestérol, contraceptifs oraux) multiplient leurs effets.

L'envie de fumer se trouve elle aussi multipliée sous l'effet des divers éléments du cycle. Un enfant qui ne fait pas de sport, se nourrit mal, dont les parents ne s'entendent pas (ambiance électrique), qui très jeune consomme diverses sucreries et qui boit ensuite du café, risque fort de se mettre à fumer. En revanche, un enfant sportif ayant de bons résultats scolaires, dans une bonne ambiance familiale et mangeant sainement ne sera pas attiré par le tabac. La quasi-totalité des grands alcooliques fument. Heureusement tous les fumeurs ne sont pas alcooliques (nous avons vu cependant qu'en moyenne les fumeurs boivent plus d'alcool que les non-fumeurs).

Cahier de la libération : à la page « Environnement du tabac », faisons l'inventaire de ce qui, dans nos habitudes, nous poussait vers le tabac sans que nous le sachions, ainsi que les circonstances qui y sont attachées. **Par exemple :**

Liste de ce qui me poussait vers le tabac : le café du petit déjeuner, le walkman dans le bus, le Coca-Cola, le manque de sport, les pâtisseries sucrées, la bière, le whisky.

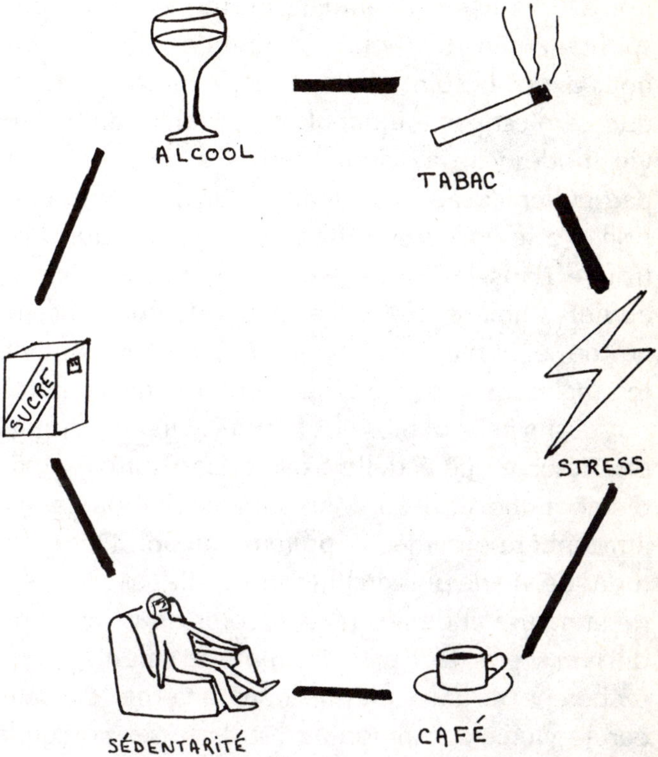

Le tabac fait partie du cycle des excitants
qui engendre la maladie et la déprime.

Logiquement, en se laissant guider par le plaisir, notre organisme devrait nous inciter à adopter spontanément les bonnes habitudes de vie dont nous avons besoin. Malheureusement, on constate que ce n'est pas toujours le cas. Les conditions de vie modernes, la disponibilité des drogues et en particulier l'usage du tabac, ainsi que l'introduction d'aliments très différents de ceux que l'on trouve dans la nature (sucreries, plats cuisinés, additifs alimentaires, exhausteurs de goût, mélanges de sel et d'épices...) ont profondément modifié les règles du jeu. Dans un contexte non-naturel, nos désirs ne sont plus nos besoins. Un chat auquel on présente une écuelle d'eau et une autre remplie d'alcool choisit l'eau. Mais s'il a été habitué à une atmosphère enfumée, il préfère l'alcool. Des habitudes de vie de plus en plus artificielles et éloignées de la nature et de nos réels besoins nous font ainsi dériver vers de funestes comportements, et la recherche de faux plaisirs nous enferme dans un cercle vicieux. L'important est de briser ce cercle vicieux et de retrouver un mode de vie naturel, meilleur pour notre santé, notre bien-être et nos performances.

En cessant de fumer, on retrouve le goût et l'odeur des aliments, davantage de plaisir à respirer, à vivre. Pourtant, face au tabac, à l'alcool, au sucre et aux aliments cuisinés ou dénaturés, le plaisir (artificiel ou non-naturel) tend facilement à nous attirer vers de bien mauvaises habitudes. Cela peut se traduire par un besoin boulimique de sucre, de fumée ou d'alcool pourtant nocifs. Pourquoi ? Parce que nous ne sommes pas adaptés à la nicotine, ni à la drogue, aux aliments dénaturés et aux conditions de vie artificielles. Nos ancêtres vivaient dans la nature dans un environnement où la fumée de tabac n'existait pas. À chaque espèce correspondent des caractéristiques génétiques bien précises. Notre code génétique contenu dans la molécule d'ADN (acide désoxyribonucléique) fixe les principales caractéristiques de l'être humain. Ce code génétique évolue par des mutations qui prennent des centaines de milliers voire des millions d'années. Il détermine notamment quelles enzymes l'organisme est capable de synthétiser, dans quelles circonstances et dans quelles quantités. Des substances chimiques nouvelles, introduites dans l'organisme depuis une époque récente dans l'histoire de l'humanité, requièrent des enzymes particulières pour leur digestion. Les changements intervenus récemment dans l'alimentation humaine depuis moins de cent mille ans, comme la présence de fumée du tabac dans l'air que nous respirons, ne sont ainsi pas prévus par notre code génétique. Résultat : l'organisme ne produit pas les enzymes nécessaires à la neutralisation des substances toxiques contenues dans la fumée (nicotine, oxyde de carbone, goudrons, irritants...). Elles sont assimilées ou éliminées tout de même, mais pas de façon suffisante.

Par exemple, en fumant, on produit plus de macrophages alvéolaires pour faire face à l'invasion des particules de la fumée. Avec ces macrophages, on fabrique simultanément une enzyme qui rigidifie (à la longue) les alvéoles et donne naissance à une maladie très grave et irréversible : l'emphysème.

Les mutations génétiques qui feraient de l'homme un être adapté à la fumée sont à peine commencées. Si ces mutations avaient lieu (ce que, en fumant, nous préparons pour nos descendants dans quelques millions d'années), la nouvelle version de l'homme (l'*Homo tabaccus* ?) pourrait peut-être mieux résister à la fumée du tabac, mais cette évolution est-elle souhaitable ? Et combien de générations devraient souffrir et mourir prématurément avant d'y parvenir ?

L'homme ne fume intensément que depuis une période récente. La consommation de cigarettes a été multipliée par 12 500 entre 1860 et le début du vingt et unième siècle. Autrefois, on ne fumait qu'exceptionnellement : à l'occasion de rites religieux, lors de la cérémonie du calumet de la paix chez les Indiens... et encore il ne s'agissait que de tirer quelques bouffées sur un calumet ; seul le chef fumait et il n'avalait pas la fumée. La fumée avait surtout une valeur symbolique ou initiatique. Pourquoi fume-t-on aujourd'hui ? Les premières cigarettes ont toujours une valeur symbolique ou initiatique (on fume pour faire comme les grands, comme les héros, comme les copains ou parce que c'est interdit). Ensuite on continue par habitude ou par besoin, souvent aussi, sans qu'on s'en aperçoive, sous la pression des autres éléments du cycle des excitants.

Nos mécanismes de défense et d'élimination (toux, crachats, macrophages alvéolaires...) n'ont pas été calibrés pour faire face à la toxicité de la fumée du tabac régulièrement inhalée. Pour se libérer de ce besoin contre nature, il faut replacer l'organisme dans les conditions de fonctionnement pour lesquelles il est prévu : une alimentation saine, un peu d'exercice quotidien et un air respirable, sans fumée du tabac...

Alors nous pouvons aspirer à devenir « *Homo felix* », l'homme heureux, plein d'enthousiasme et de joie de vivre, débordant de santé.

LES CARENCES DU FUMEUR

L'action répétée de fumer produit des carences en vitamines B et C. Combler ces carences aide à retrouver une meilleure santé. Après l'arrêt, cela permet à l'organisme de récupérer plus vite. La vitamine B renforce le système nerveux endommagé par la nicotine et la vitamine C active l'élimination des déchets du tabac. Il n'est pas nécessaire de prendre des vitamines sous forme de comprimés : on peut en trouver bien assez en équilibrant son alimentation.

En vitamine B

La vitamine B est en fait un groupe de vitamines (B1, B2, B6, PP...). Elles interviennent en particulier dans les mécanismes du glucose (déréglés et trop sollicités lorsqu'on fume). Ces vitamines sont solubles dans l'eau et ne sont pas stockables. Leur carence provoque des troubles nerveux tels que faiblesse, dépression et anxiété. On les trouve dans les céréales (en particulier le germe de blé ou d'autres céréales) et dans la levure. Les céréales raffinées (pain blanc et farine blanche le plus souvent consommés) sont dépourvues de vitamine B. C'est pour cette raison que beaucoup d'Occidentaux en sont carencés. Le raffinage des céréales élimine les vitamines du groupe B. Or ces vitamines sont justement nécessaires à la digestion des céréales (elles interviennent dans la transformation de l'amidon en glucose).

Le raffinage systématique des céréales a commencé au siècle dernier pour des raisons commerciales : la farine blanche se vend mieux et se conserve plus longtemps. L'homme n'étant plus nourri correctement s'est alors tourné vers des aliments industriels et vers le sucre pour les glucides. Ces aliments excitent le système nerveux et déséquilibrent les mécanismes du glucose, ce qui crée un besoin accru d'autres excitants : l'alcool, le tabac et le café. La solution n'est pas de manger des cachets de vitamines artificielles, mais de rééquilibrer son alimentation et notamment de manger suffisamment de fruits et légumes autant que possible crus, tout en redécouvrant l'intérêt nutritionnel des graines germées. On peut se procurer des graines à faire germer chez soi dans les boutiques diététiques ou au rayon diététique des supermarchés[1].

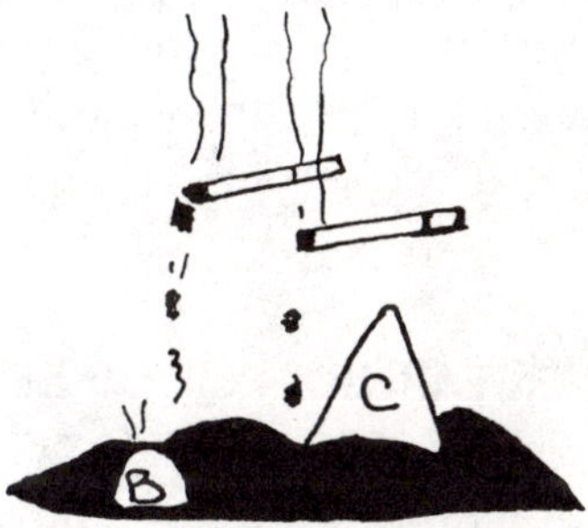

Fumer diminue les stocks de vitamines du groupe B
et détruit la vitamine C.

1. Voir à ce sujet, pour découvrir l'utilisation nutritionnelle des graines germées, l'ouvrage *Mangez mieux, vivez mieux* du même auteur, disponible sur www.comby.org. Conseils pratiques pour la germination des graines sur www.tnr.fr (cliquer sur « germination »).

En vitamine C

La vitamine C est elle aussi soluble dans l'eau et non stockable. Fumer détruit environ 25 mg de vitamine C par cigarette (presque l'équivalent d'une orange[1]). Certains médicaments, tels que l'aspirine et les barbituriques, l'oxydent également. La vitamine C facilite l'élimination des toxines. La cuisson en détruit la plus grosse partie. On la trouve dans un grand nombre de fruits et crudités, notamment les oranges, les kiwis, les tomates et les citrons. Pour les gourmands, sachez que le kiwi est le fruit le plus riche en vitamine C. Beaucoup de personnes présentent aujourd'hui des carences en vitamine C. Une ample ration quotidienne de fruits et de crudités suffit à en couvrir les besoins.

RÉTABLIR L'ÉQUILIBRE

Il est essentiel pour notre santé physique et mentale d'être équilibré nerveusement et de disposer d'une alimentation saine. Un déséquilibre alimentaire ou nerveux favorise l'installation du tabagisme. Mais inversement, si nous rétablissons l'équilibre, il devient plus facile de se séparer du tabac. Voici quelques conseils pour une alimentation plus saine :

---

1. *Vitamins,* de Carol Hunter.

— éviter au maximum alcool, café, thé, charcuterie, épices, chocolat, Coca-Cola (et toutes les boissons sucrées), ainsi que tous les aliments en poudre (sucre, farine, cacao en poudre, sel) et produits incorporant ces poudres (pain, pâtes, gâteaux, etc.) ;

— boire beaucoup entre les repas, de l'eau uniquement et ne pas manger entre les repas ;

— pendant les repas, boire un peu d'eau (pas trop) ou des jus de fruit fraîchement pressés uniquement (éviter les jus de fruits industriels et considérer les jus de fruits comme des fruits) ;

— augmenter la consommation de fruits et de légumes ;

— choisir des aliments de qualité (notamment pour la viande et le poisson – éviter les élevages industriels et les viandes ou poissons nourris de farines) ;

— diminuer la consommation de conserves et de plats préparés ;

— cuisiner le moins possible les aliments (destruction des vitamines) ;

— réintroduire les graines germées dans votre alimentation à la place du pain et des farines ;

— mâcher longuement chaque bouchée de nourriture.

Pour retrouver ou renforcer son équilibre nerveux :

— avoir un violon d'Ingres ;

— ne pas trop regarder la télévision ;

— faire la sieste (une fois par jour) ;

— consommer des vitamines (sous forme de fruits et légumes frais) ;

— pratiquer des respirations profondes (une fois par jour) ;

— avoir une activité physique quotidienne ;

— être optimiste quoi qu'il arrive ;

— apprendre à se relaxer.

La télévision est un progrès, mais passer huit heures par jour devant son récepteur ne l'est pas. Il ne faut pas abuser de la télévision qui abrutit à la longue, et devant laquelle on fume souvent. L'action de la fumée sur le système nerveux abaisse le niveau de conscience, la télévision aussi. Pour se détendre, il est préférable de marcher, faire du sport ou... dormir ! Pour s'informer, il existe quantité d'autres moyens devant lesquels notre esprit critique est mieux armé : la presse écrite, discuter avec des amis... Ceux pour qui la télévision, la radio ou l'usage du walkman est comme une drogue et qui souhaitent s'en séparer pourront procéder comme pour la cigarette : faire un bilan puis arrêter totalement en reléguant le poste dans un fond d'armoire...

La plupart des déplacements s'effectuent aujourd'hui par des moyens mécanisés (bus, voiture, escaliers roulants, ascenseurs...). On ne se lève plus que pour aller du lit au volant de sa voiture ou du fauteuil du salon à la chaise de travail. Cela crée un déséquilibre très fréquent aujourd'hui et auquel il est pourtant facile de remédier : trop d'activités sédentaires par rapport aux activités physiques (voir le paragraphe « Activité physique »).

Êtes-vous parfait sur tous ces points ? Que pourriez-vous envisager pour retrouver un meilleur équilibre alimentaire ? Notez-le à la page « Équilibre » du *Cahier de la libération*. Par exemple : « Au repas de midi à la cafétéria, remplacer la charcuterie en entrée par des crudités en salade, et le dessert sucré par un bon fruit. » De même, vérifiez un par un les points du renforcement de l'équilibre nerveux ; notez les points litigieux et le remède éventuel, toujours à la page « Équilibre ».

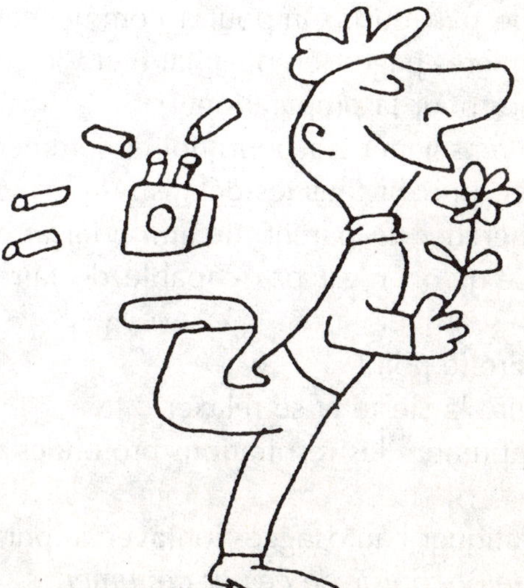

PHASE DE PRÉPARATION

> « *Ceux qui ne marchent que fort lentement peuvent avancer beaucoup, davantage s'ils suivent le droit chemin, que ne font ceux qui courent et qui s'en éloignent.* »
>
> DESCARTES, *Discours de la méthode*

Cette phase peut commencer dès maintenant. Elle dure entre quelques jours et deux semaines. Vous pouvez fumer librement durant cette période. Nous allons mettre en œuvre tout ce qui prépare l'arrêt du tabac, diminue le besoin de fumer et renforce la motivation. Durant cette phase :

— Remplir le *Cahier de la libération* (au moins une page par jour). On pourra commencer par les dix premières pages (cf. plus haut) et y recopier ces consignes pour la préparation.

— Se renseigner sur pourquoi et comment cesser de fumer (prévoir tous les détails).

— Chercher un parent, un ami pour arrêter avec vous. Ce qu'on n'est pas capable de faire seul, à deux on y arrive.

— Faire le point.

— Faire la sieste et se relaxer.

— Apprendre les respirations profondes et saccadées.

— Pratiquer l'autosuggestion avec la phrase : « *Je vais bientôt choisir de cesser de fumer.* »

— Manger mieux et notamment des vitamines B (graines germées) et C (fruits).

— Éviter le café, le thé, l'alcool et les sucreries sans pour autant le ressentir comme une brimade. Il s'agit d'une période de préparation. Il faut reprendre des forces et non les épuiser.

Soyez attiré par la vie au grand air. Ne plus fumer est synonyme de progrès. Imaginons encore cette nouvelle vie qui nous attend. On y est libre et on redécouvre l'odeur des fleurs à la campagne que nous connaissions étant enfants. Dans ce véritable paradis on peut courir pendant des heures entières sans jamais s'essouffler.

Une bonne ruse consiste à découper des petites cartes (format carte de crédit) sur lesquelles on inscrit : « *Bientôt je choisirai de cesser de fumer.* » On affiche ces cartelettes un peu partout, on en met une sur le tableau de bord de sa voiture, une aux toilettes et une sur le dessus de chaque paquet de cigarettes. Profitons de cette période de préparation pour observer le comportement des autres fumeurs. Ils nous paraîtront peut-être sérieux, élégants, amusants ou au contraire ridicules.

Si le monde était l'océan et que nous soyons un bateau secoué par la tempête, alors cette phase constituerait une remise en état de l'ensemble du navire sous tous ses aspects psychologiques et physiologiques (la voilure et la coque). Bientôt le bateau sera consolidé et nous pourrons à nouveau le barrer pour choisir notre cap. Effectuons les réparations les plus simples et les plus indispensables. Ne nous y épuisons pas. Rien n'est obligatoire. À l'issue de cette phase nous choisirons de cesser de fumer. Il faudra alors suivre à la lettre le programme de désintoxication.

6

LE CHOIX

« *Choisir c'est gouverner.* »

Duc Gaston de LÉVIS

QUAND, COMMENT ?

Choisir, mot merveilleux, rempli de liberté. Après la préparation nous voilà prêts pour ce choix. Quand faut-il arrêter de fumer ? Il n'y a pas de réponse unique à cette question. Voici cependant quelques conditions qu'il est préférable de réunir : se sentir prêt, le plus vite possible, dans le contexte de ses occupations habituelles (période de travail).

On évitera de choisir une période riche en sollicitations (repas d'affaires, période de fête...) ainsi que les moments de surmenage. La prochaine période tranquille où nous n'aurons rien d'autre à faire que travailler et cesser de fumer convient parfaitement. Consultez tout de suite votre agenda pour fixer une date. Certains pensent qu'il est plus facile d'arrêter pendant les vacances. C'est tout à fait possible, mais il y a alors un risque de rechute au retour. Une période de travail conviendra tout autant. Vacances ou pas, nous choisirons donc une période convenable.

Comment faut-il arrêter de fumer ? À plusieurs, si possible. Entraînez vos amis, vos voisins, vos collègues de travail, vos parents ou vos enfants. Cela permet de se soutenir mutuellement. Durant les premiers jours cela permet de se voir, de se téléphoner et de ne pas être seul à suivre le régime. Quoi qu'il en soit, avertissez votre entourage. C'est la méthode qu'utilisa le général de Gaulle pour arrêter de fumer. Il annonça « *le général de Gaulle a cessé de fumer* » successivement à sa femme, à son chauffeur, au Conseil des ministres... Une fois que tout le monde est au courant, il faut bien tenir parole !

Il faut s'arrêter de fumer d'un seul coup. Il n'y a que deux cas où cela peut présenter un risque cependant minime : les personnes ayant des problèmes cardiaques graves (il est alors d'autant plus urgent d'arrêter !) réduiront leur consommation progressivement en quelques jours et les personnes présentant des troubles nerveux traités par des neuroleptiques consulteront leur médecin. Dans tous les autres cas, arrêter brutalement ne présente aucun danger et est de loin la méthode la plus facile.

L'appel de nicotine se fait sentir tant que 70 % de celle-ci n'a pas été éliminée. En voulant arrêter progressivement, on continue à introduire de la nicotine et on entretient l'envie de fumer. Une simple réduction semble plus facile au début mais la situation devient de plus en plus pénible au fur et à mesure que l'on diminue la dose quotidienne. En général cette expérience se termine par une rechute. On coupe la queue de certains chiens de chasse afin qu'ils ne l'écorchent pas dans les taillis. De même, pour cesser de fumer, il y a deux méthodes : couper la queue une bonne fois pour toutes ou bien en couper un petit bout chaque jour. En arrêtant soudainement, la situation s'améliore dès les premiers jours.

Ce choix ne connaît pas de demi-mesures. On ne transige pas avec la cigarette, on l'élimine. Il sera personnel, sincère, éclairé, absolu et prioritaire (chaque mot a son importance). Durant une semaine, nous pourrons vaquer à nos occupations mais notre principal objectif sera la mise en œuvre de ce choix. Enfin ce choix sera précis dans le temps. Il est inutile de dire : « *Je peux arrêter quand je le veux.* » Il faut préciser : « *J'arrête de fumer le mardi 2 avril à 12 h 03.* » On fixera aussi la durée : on décidera d'emblée de ne plus jamais fumer et les premiers jours le but sera surtout de tenir jusqu'au lendemain. Tous les soirs nous renouvellerons ce choix, même si nous n'avons pas tenu.

À l'issue de la première semaine, on prendra la décision de ne plus jamais fumer et cela quelles que soient les circonstances. Ce choix est important. Il fera l'objet d'un certain cérémonial : on l'énoncera à heure fixe et à voix haute (quitte à se répéter plusieurs fois devant une glace : « *Je choisis de cesser de fumer.* »). On l'annoncera bien autour de nous.

Cahier de la libération : à la page « Choisir », voyez quand, en fonction de vos occupations, vous pensez arrêter (dans une ou deux semaines à partir de maintenant) et inscrivez : « *Je choisirai de cesser de fumer le... à... heures.* » Notez également cette date sur votre agenda et remettez à plus tard toute invitation en atmosphère enfumée durant la première semaine.

LE JOUR J

Tout est prêt pour le grand voyage. Fumez votre dernière cigarette. Appréciez-la et prenez bien conscience qu'il n'y en aura pas d'autre. Vous changez de vie ? Alors changez de décor ! Jetez à la poubelle tout l'attirail du fumeur. Vous n'en avez plus l'usage. Cigarettes, briquets et cendriers, rien ne doit rester qui rappelle le tabac. N'hésitez pas : jeter est un acte libérateur. Une cigarette est bien plus à sa place dans une poubelle que dans vos poumons. Placez-vous devant une glace et affirmez en vous regardant droit dans les yeux, le sourire aux lèvres : « *Je choisis de cesser de fumer* » (au moins trois fois d'une voix forte et convaincue). Cette petite phrase « *J'ai choisi de cesser de fumer* » sera le leitmotiv de votre libération : prenez l'habitude de la répéter et de la chanter le plus souvent possible. Conjuguez-la : « *Je choisis de cesser de fumer* », « *Tu choisis de cesser de fumer* », « *Il choisit de cesser de fumer* »... Cela paraît idiot mais faites-le et vous serez surpris du résultat. Confectionnez des cartelettes et fourrez-en partout où se trouvaient vos cigarettes : dans les poches, dans la voiture, dans le tiroir du bureau...

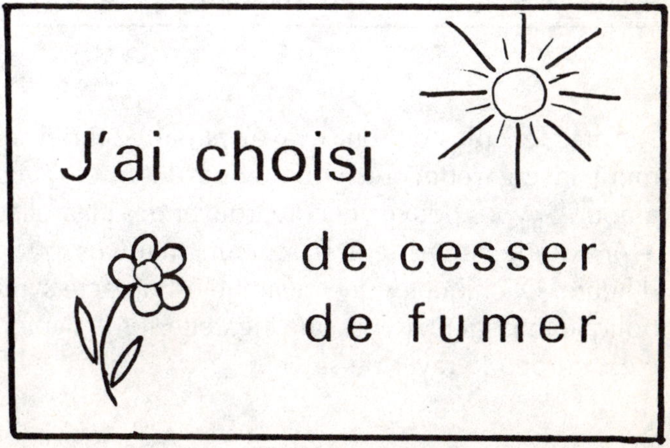

Ensuite prenez un grand bain pour vous détendre et lavez-vous les dents pour faire disparaître l'odeur du tabac. Au bout de quelques jours, cette odeur vous dérangera. Nettoyez donc tout ce qui peut la retenir : vêtements, rideaux, housses de voiture... Pour dissiper les odeurs dans la voiture, laver les housses des sièges ou y faire brûler quelques brindilles de thym sec ou quelques baguettes d'encens.

Cahier de la libération : à la page « Je ne t'aime plus », dessinez une belle cigarette puis inscrivez dans l'ordre :

Je t'aime .... un peu
Je t'aime .... beaucoup
Je t'aime .... à la folie

Je ne t'aime .... PLUS DU TOUT

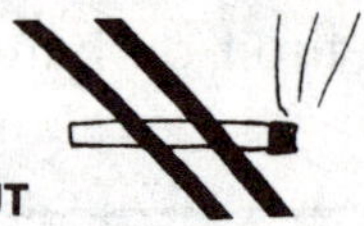

Après le « plus du tout » rayez et barrez furieusement la cigarette que vous aviez dessinée avec amour. Si vous pouvez encore trouver des cigarettes à proximité, faites-leur passer un mauvais quart d'heure. Déchiqueter une cigarette est un acte symbolique important. Rayer une cigarette sur le papier, c'est un peu la rayer de sa vie.

ET APRÈS…

Un état d'esprit positif et une bonne hygiène de vie (en particulier alimentaire) sont les meilleurs atouts pour ne pas rechuter. Mettons dans une tirelire l'argent économisé et faisons des projets pour le dépenser. L'arrêt du tabac provoque comme un vide. C'est l'occasion de réaliser ce qui nous tient à cœur et que nous laissions de côté jusqu'à présent. Les activités physiques et à l'air libre sont particulièrement recommandées (par exemple le vélo, le footing, la gymnastique, le yoga, le jardinage, le bricolage…). On remplace ainsi l'habitude néfaste du tabac par une activité bénéfique pour soi ou pour les autres. On continuera à appliquer les conseils du chapitre « Environnement du tabac ».

Cahier de la libération : à la page « Bienfaits ressentis », notez chronologiquement les bienfaits ressentis à mesure que votre état s'améliore : par exemple, meilleur souffle le troisième jour, amélioration du sommeil et moins de nervosité le quatrième, en pleine forme le sixième… À la page « Disparition des envies de fumer », notez tous les soirs quand et combien de fois vous avez eu envie de fumer. Vous constaterez qu'après quelques jours ces envies s'atténuent.

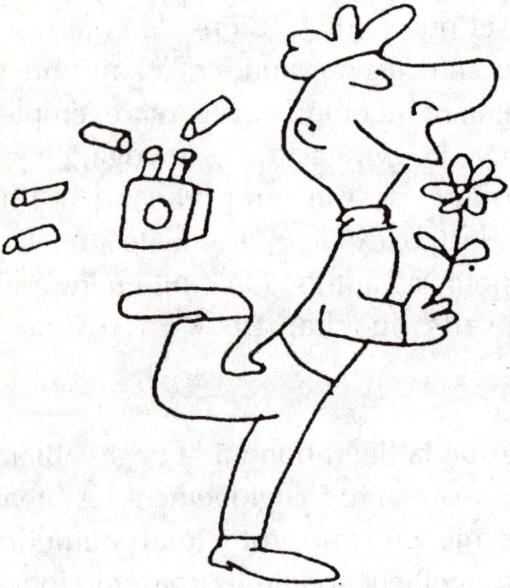

7

L'ARRÊT

> « *On ne subit pas l'avenir, on le fait.* »
>
> Georges BERNANOS

RÉACTIONS TRANSITOIRES

Arrêter de fumer revient à déménager pour habiter une nouvelle demeure plus spacieuse, moins bruyante, mieux située. Tout y est mieux conçu et plus facile à vivre. Ce déménagement provoque bien sûr un peu de remue-ménage. De même quelques troubles mineurs et passagers surviennent parfois lors de l'arrêt du tabac. Nous pouvons lire dans un numéro spécial d'une revue médicale consacrée au tabac que « *le sevrage brutal ne provoque jamais des accidents de "manque" sérieux, quelques vertiges, fourmillements, tremblements tout au plus* ». Ces réactions sont parfaitement normales. Elles traduisent les efforts que fournit l'organisme pour éliminer les déchets du tabac. Il faut les accueillir comme un encouragement à continuer. En effet plus ces réactions sont fortes et plus les bienfaits ressentis par la suite seront importants. Ces troubles (notamment le tremblement qu'on mesure au moyen d'un stressomètre) sont dus à la nicotine. Ils culminent en général le troisième ou le quatrième jour (avec le régime de désintoxication, un peu plus tard sinon) pour disparaître ensuite.

Ces troubles bénins sont extrêmement variés selon les individus. Cela s'étend de l'envie de pleurer au mal de dos en passant par les frissons et les trous de mémoire. Les plus fréquents sont dans l'ordre : les maux de tête, les troubles du sommeil, la frilosité, l'irritabilité, le manque de concentration et la fatigue. Dans des cas assez rares un état de malaise psychologique peut persister durant quelques semaines. De nombreuses personnes qui arrêtent de fumer n'ont aucun problème. Quoi qu'il en soit, vous allez bientôt pouvoir profiter à fond de votre nouvelle demeure. Tous ces troubles sont passagers. Tenez bon. Le temps joue en votre faveur.

LES RÈGLES DU JEU

Arrêter de fumer demande quelques efforts. Nous voulons minimiser ces efforts, n'est-ce pas ? Nous

nous trouvons dans la situation d'un alpiniste qui doit traverser un couloir d'avalanche : on veut le faire vite et sans prendre de risques. Le besoin physiologique, l'effet de « manque » dû à la nicotine, cesse lorsque plus de 70 % en ont été éliminés. C'est le premier point important : éliminer. Pour bien y parvenir il faudra boire beaucoup d'eau. La vitamine C et le fait de jeûner ou de manger moins et mieux activent les fonctions d'élimination.

Il faudra donc : boire abondamment, manger peu et de préférence des fruits riches en vitamine C. Et cela pendant suffisamment longtemps pour éliminer la plus grosse partie de la nicotine, c'est-à-dire quatre ou cinq jours. C'est pour cela que le *Plan de cinq jours* et le régime de désintoxication proposé à la fin de ce livre durent cinq jours.

Il y a un deuxième point très important : notre système nerveux était habitué à l'excitation de la nicotine. Toute excitation de la cellule nerveuse provoque automatiquement le besoin de fumer. Pour ne plus avoir envie de fumer, il faut pendant un certain temps supprimer tout excitant. C'est une autre raison pour manger mieux lors de la désintoxication[1]. Cela permet du même coup d'éviter de grossir et de mieux éliminer en buvant d'autant plus. Un autre avantage de ce régime est qu'il détourne

1. Lecture recommandée : Bruno Comby : *Mangez mieux, vivez mieux !* (Éd. TNR).

l'attention de la cigarette : on se préoccupe de son estomac au lieu de penser à fumer. Les excitants de la cellule nerveuse sont notamment le café, le thé, les épices, la moutarde, le chocolat, le cacao et attention aussi à l'alcool. Une ambiance bruyante, la télévision et les activités stressantes sont à éviter. Le sucre également car son action sur les mécanismes du glucose entretient le besoin de fumer. Tout cela permet d'énoncer les règles du jeu pour arrêter de fumer facilement et se désintoxiquer vite :

— suivre le régime de désintoxication ;
— fuir les excitants de la cellule nerveuse ;
— aimer l'air et l'eau (respirer et boire).

LE RÉGIME DE DÉSINTOXICATION

Ce régime est essentiel pour cesser de fumer dans de bonnes conditions, en particulier pour les gros fumeurs et les personnes ayant déjà essayé (sans succès) de se libérer du tabac. L'expérience de centaines de milliers de participants au *Plan de cinq jours* montre que le régime est une clé importante d'une désintoxication réussie, même dans des cas difficiles.

Le régime idéal consisterait à s'abstenir strictement de tout excitant en consommant uniquement des fruits et légumes frais ainsi que des noix, noisettes, graines germées et faire ainsi une cure de crudités ou un semi-jeûne pendant au moins trois jours. Le jeûne complet, c'est-à-dire l'abstention de tout aliment solide ou liquide autre que de l'eau, utilisé à bon escient et sur une courte durée n'est pas dangereux chez un individu en bonne santé (si ce n'est pas le cas, consultez votre médecin). Au contraire, l'organisme profite lors d'un jeûne de l'absence de travail digestif pour éliminer plus activement les substances toxiques accumulées dans le corps. L'élimination (entre autres de la nicotine) est considérablement accélérée lors d'un jeûne (pas trop long), d'un semi-jeûne ou d'une cure de crudités (plus facile à suivre et davantage recommandée) et du fait qu'on s'abstient de consommer des excitants. Certaines personnes ont pu jeûner jusqu'à cinquante jours et plus mais, en règle générale, un jeûne ne doit cependant pas être prolongé au-delà de quelques jours sans surveillance médicale. Un jeûne occasionnel et de courte durée, par exemple sauter un repas de temps à autre ou trois jours une fois par an, est excellent pour la santé[1]. Toutes les religions comportent d'ailleurs des recommandations allant plus ou moins dans ce sens.

En l'occurrence, le régime de désintoxication que nous recommandons pour le sevrage du tabac ne sera pas un jeûne total, mais un régime excluant les

1. Alain Saury : *Régénération par le jeûne* (éditions Dangles).

excitants et riche en eau, en fruits, en légumes et en graines germées pendant au moins cinq jours[1]. Après ces cinq jours, le plus dur est passé et on se sent déjà nettement mieux. En mangeant normalement, il faut plusieurs semaines pour parvenir au même résultat. Ce régime ne comporte aucun risque pour une personne en bonne santé et peut être suivi tout en travaillant.

Le corps humain a besoin au minimum de deux litres et demi d'eau par jour. Pendant ces cinq jours, il n'y a pas de dose maximale. On boira jusqu'à quatre ou cinq litres dans la journée sans inconvénient. On emportera une bouteille d'eau avec soi pour pouvoir boire à tout instant, notamment en cas d'envie de fumer. Des bouteilles seront placées aux points stratégiques tels que table de travail, voiture et table de nuit. Afin de simplifier le travail digestif, on ne mangera qu'aux heures des repas. Au travail, le repas de midi pourra consister en un casse-croûte à l'air libre plutôt que dans une cantine enfumée. Faut-il vraiment suivre un régime pour cesser de fumer ? Oui pour réussir vite et sans trop de peine.

Suivons jour par jour l'évolution du menu :

---

1. En cas de contre-indication (ce qui est rare), si vous êtes diabétique ou que vous suivez actuellement un régime spécial vous interdisant de vous nourrir ainsi, voir votre médecin pour adapter le régime de désintoxication à votre cas.

Le 1er jour : mangez des fruits, uniquement des fruits et à volonté. Choisissez des fruits riches en vitamine C sauf pour le soir. Les tomates et les avocats sont des fruits. Les fruits de mer, le pain, la viande, le sucre, le chocolat, le café, les pâtisseries, les pâtes, les bonbons... ne sont pas des fruits ! En cas de fringale, prévoir quelques fruits oléagineux (noisettes, amandes de préférence fraîches...) ou des fruits secs (pruneaux, dattes, raisins, figues...) en petite quantité et aux repas seulement (pas de grignotage !). Boire de l'eau entre les repas.

Le 2e jour : mangez des fruits et des légumes. Tous les légumes sont autorisés ainsi que les légumineuses telles que lentilles, pois chiches... dont il convient de ne pas abuser. Les fruits et les légumes seront consommés autant que possible crus. Les légumineuses et graines seront germées et crues si possible (prévoir de les acheter déjà germées la veille ou de les faire germer quatre jours avant) ou cuits à l'eau. Pour assaisonner on utilisera de l'huile (uniquement de première pression à froid), du jus de citron, des herbes (thym ou herbes aromatiques) en laissant de côté les excitants (vinaigre, moutarde, poivre, piment...) et les sauces salées et sucrées toutes faites du commerce (mayonnaise, ketchup...). On peut saler, mais le moins possible car le sel retient l'eau. Le sel en poudre ne fait pas partie d'une alimentation 100 % naturelle.

Le 3e jour : ajoutez, sans en abuser, les céréales au menu. Il existe une multitude de céréales (blé, riz, orge, avoine, sarrasin...) et de succulentes façons de les préparer (germées ou cuites à l'eau...). Voilà donc une excellente occasion de découvrir les bienfaits des céréales germées pour votre santé ! (Voir sur Internet : www.tnr.fr et cliquez sur « germination ».) En effet il est préférable, autant que possible de consommer les céréales germées, riches en vitamines, plutôt que sous forme de pain, de pâtes ou de farines cuites.

Le 4e jour : vous pouvez ajouter les laitages, en petites quantités (avec grande prudence), en mangeant toujours beaucoup de fruits et légumes crus et en buvant beaucoup d'eau pour drainer la nicotine. Le yaourt, le lait frais, le fromage blanc et les fromages crus sont préférables aux fromages cuits et au lait pasteurisé. Les fromages cuits ou fermentés (camembert...) sont à laisser de côté au moins pendant les quinze jours suivant l'arrêt du tabac.

Le 5e jour : en plus des fruits, légumes, graines germées et aliments cités ci-dessus, vous pouvez prendre un ou deux œufs, de préférence de bons œufs de ferme ou de qualité biologique. Découvrez à cette occasion les délices d'un jaune d'œuf cru (simplement mis dans un bol et mangé avec une petite cuillère, ou gobé pour les plus courageux) ou éventuellement cuit (le moins possible). Par la suite, il ne faudra pas en manger trop souvent, mais une ou deux fois par semaine est parfait. Tout cela vous initie doucement à une alimentation naturelle. Simultanément, l'élimination de la nicotine est facilitée et l'envie de fumer réduite au maximum.

Du 6e au 15e jour : ne reprenez du poisson d'abord, puis de la viande, que progressivement. La consommation de viande est souvent trop élevée. N'oubliez pas le poisson. Donnez la préférence au poisson de pêche (sauvage, par exemple sardines) plutôt qu'au poisson d'élevage (truites et saumons sont presque toujours d'élevage, nourris de farines). Essayez de manger le poisson cru (ou cuit à basse température). De même réintroduisez ensuite la viande, en choisissant bien sûr des viandes de qualité. Une viande de mauvaise qualité peut contenir des résidus d'hormones et d'antibiotiques utilisés dans l'élevage du bétail. Pour toutes ces raisons, on s'orientera vers de la viande de qualité ou vers le poisson de pêche en mer. La viande ou le poisson grillés (au barbecue par exemple) contiennent du benzopyrène qui est un hydrocarbure polycyclique aromatique cancérigène. Ces substances toxiques apparaissent lors de la cuisson des graisses à une température supérieure à 250° C[1]. On en trouve aussi dans la fumée de cigarette (le benzopyrène fait partie de ce que l'on

1. Henri Dupin : *L'Alimentation, op. cit.*

appelle les « goudrons ») et dans le café (parce qu'il est torréfié[1]).

Les spécialistes de renommée internationale dans le domaine du cancer, s'accordent pour penser qu'environ 40 % des cancers proviennent d'une mauvaise alimentation et 30 % du tabac[2]. **Environ 70 % des cancers pourraient être évités par une meilleure hygiène de vie !**

Liste des aliments de base à partir du sixième jour : eau, fruits (y compris avocats, noix et noix de coco), légumes, graines germées.

Liste des aliments à utiliser avec modération :

— Noix et fruits séchés, grillés, salés ou cuits (pas plus d'une dizaine à la fois).

— Céréales et légumineuses (lentilles, pois chiches...) à préférer sous forme de graines germées fraîches si possible, ou cuites à basse température (à l'eau plutôt que grillées).

— Huile (uniquement de première pression à froid, ne pas dépasser une cuillère à soupe par jour et par personne).

— Œufs (trois fois par semaine au maximum).

— Poisson (trois ou quatre fois par semaine).

---

1. Voir à ce sujet Bruno Comby : *Mangez mieux, vivez mieux !* (Éditions TNR).
2. Pr Joyeux : *Choisissez de vivre. Alimentation et cancer* (Éd. FX de Guibert).

— Viande (deux ou trois fois par semaine).

— Alcool obtenu par fermentation à froid (vin et cidre)

Liste des aliments déconseillés : alcool obtenus par distillation (whisky, gin, vodka, rhum...), alcool obtenu par fermentation à chaud ou chauffés lors du processus de fabrication (bière), café (même décaféiné), thé, sucre et sucreries (confitures, compote, crème glacée, pâtisseries...), boissons sucrées (Coca-Cola et autres sodas...), chocolat et cacao, laitages et fromages (à consommer avec prudence et grande modération), épices, moutarde, piment, poivre, sel et aliments salés, farines et leur dérivés (pain, pâtes...).

Quelques idées fausses :

— « Plus on mange, mieux on se porte. »

— « Le sucre donne de la force. »

— « L'alcool tue les microbes. »

— « Il faut boire beaucoup de lait pour être en bonne santé. »

— « Le cancer frappe au hasard. »

— « La pollution des villes est responsable de la majorité des maladies. »

— « Je ne suis pas influencé par la publicité. »

Quelques idées vraies :

— « On mange trop. »

— « Le sucre provoque des caries. »

— « Le sel donne de l'hypertension. »

— « Manger de la salade en entrée facilite la digestion. »

— « Les crudités, c'est bon pour la santé. »

— « Les fruits sont riches en vitamines. »

— « Les cyclistes et les joueurs de football professionnels ne fument pas. »

— « Il est dangereux de fumer pour une femme qui prend la pilule. »

— « Jacques Brel, qui était un gros fumeur, est mort d'un cancer du poumon. »

— « La fumée des autres peut avoir des effets sur la santé des non-fumeurs. » (tabagisme passif)

— « Les poumons des gros fumeurs sont noirs. »

L'HYDROTHÉRAPIE

Comment peut-on chez soi se calmer lorsqu'on est énervé, se donner du tonus si l'on est fatigué ou se sentir mieux dans sa peau, le tout en un quart d'heure ? Il suffit de découvrir de nouveaux usages à notre baignoire (ou douche). Habituellement on l'utilise dans le seul but de se laver. Essayez et vous verrez.

Pour se tonifier ou se réveiller le matin : une rapide douche froide, ou se passer la tête et les mains sous l'eau froide, ou marcher cinq minutes dans 10 cm d'eau froide. Piétiner dans l'eau froide est excellent aussi pour la fatigue et les maux de tête. Cette remise en forme est très utile le matin en se levant et le soir au retour d'une journée de travail.

Contre la fatigue nerveuse : un bain (ou une douche) tiède ou chaud(e) d'une dizaine de minutes est décontractant. Suivi d'une rapide douche froide, il permet de se retrouver en pleine forme.

Pour se calmer : un bain tiède ou chaud accompagné d'une friction permet de se calmer le soir avant de s'endormir. D'une façon générale l'eau froide est tonifiante et l'eau chaude (mais pas trop) relaxante. L'eau froide doit être appliquée pendant un temps très court (environ une minute) et l'eau chaude pendant environ un quart d'heure.

Une **friction** se fait avec un gant de toilette rugueux, style gant de crin (si possible, sinon on utilisera un gant de toilette ordinaire). Elle agit comme un massage et stimule la circulation périphérique. Cela est très bon lorsqu'on cesse de fumer car la circulation sanguine périphérique était diminuée (par la vasoconstriction que provoquait la nicotine). Effectuée quotidiennement, et si possible à l'eau froide, cette friction permet de se sentir particulièrement bien dans sa peau. On peut la faire dans une douche ou dans une baignoire, à l'eau froide comme à l'eau tiède ou à l'eau chaude. Elle consiste simplement à se frotter énergiquement plusieurs fois toutes les parties du corps. Une friction froide le matin en se levant constitue une véritable gymnastique vasculaire.

L'usage de l'**eau froide** est particulièrement efficace. Il n'y a pas de danger d'attraper un coup de froid si l'on va suffisamment vite et si l'on prend garde de bien se réchauffer auparavant (par des exercices physiques ou en commençant par de l'eau chaude). Au début il n'est pas évident de parvenir à se doucher ou à se frictionner à l'eau froide le corps entier. On commencera par la tête, les bras et les jambes et chaque jour on progressera un peu vers le centre du corps. L'action de l'eau froide développe le système immunitaire ; on résiste alors mieux à toutes les maladies. L'eau froide active aussi les fonctions d'élimination, ce qui est intéressant contre la cellulite et lors de l'arrêt du tabac. Durant les quinze premiers jours de l'arrêt, nous ferons tous les matins une friction rapide (si possible du corps entier) à l'eau froide. Voilà qui réveille, stimule et fait le plus grand bien !

Saviez-vous qu'il est possible de profiter chez soi de tous les **bienfaits des bains de mer** ? Il suffit pour cela de se procurer du sel marin gris (non raffiné) et d'en mettre quelques cuillerées à soupe dans son bain. Cela revient moins cher qu'un bain moussant et on reconstitue ainsi de l'eau de mer avec son sel, ses oligo-éléments et ses propriétés curatives ! Faites votre propre cure de thalassothérapie. Voici un excellent programme quotidien : un bain salé tiède ou chaud avec friction au gant de crin (un quart d'heure) suivi d'une rapide douche froide pour se rincer.

Les propriétés médicinales des plantes peuvent nous aider pour :

— **Insomnie et nervosité** : tilleul, valériane, marjolaine.

— **Migraines et maux de tête** : marjolaine, valériane, véronique ou verveine.

— **Crampes d'estomac** : marjolaine, valériane ou verveine.

— **Nettoyage des bronches** : certaines plantes telles que, par exemple, la capucine *(Tropaeolum majus),* la véronique *(Veronica officinalis),* le trèfle rouge (*Trifolium rubens)* ou le coquelicot *(Papaver rhoeas)* ont la réputation d'avoir des vertus expectorantes, ce qui peut éventuellement faciliter l'expulsion des déchets du tabac accumulés dans les bronches.

Le sucre est un aliment à éviter ; on dégustera plutôt les infusions nature ou avec un peu de miel de bonne qualité.

Mieux vaut quelques tisanes que la prise de médicaments dans des cas sans gravité de fatigue passagère. Attention cependant, la phytothérapie est une science complexe. Il existe des milliers de plantes et différentes manières de les préparer. Certaines plantes agissent comme de véritables médicaments et peuvent être contre-indiquées dans certains cas. Renseignez-vous donc convenablement avant de vous lancer dans la pratique. Les tisanes couramment vendues en magasin peuvent en principe être consommées en toute confiance et peuvent vous aider, par exemple, à mieux dormir ou à vous calmer en évitant le recours à des substances plus toxiques.

Modalités d'utilisation de quelques plantes[1] :

Marjolaine :

— *Propriétés* : antispasmodique, soporifique.

— *Utile contre* : anxiété, insomnie, migraine, spasmes digestifs.

— *Préparation* : en infusion.

— *Quantité* : 1 à 3 tasses par jour, de préférence le soir.

Tilleul :

— *Propriétés* : antispasmodique, sédatif nerveux, fluidifie le sang.

— *Utile contre* : insomnie, nervosité, athérosclérose.

— *Préparation* : en infusion.

— *Quantité* : 1 à 3 tasses par jour, de préférence le soir.

Valériane :

— *Propriétés* : antispasmodique, calmante.

— *Utile contre* : troubles nerveux, spasmes digestifs, migraine, insomnie.

---

1. Voir l'ouvrage de Marcel Bernadet : *La Phyto-aromathérapie pratique* (Éd. Dangles).

— *Préparation* : racines en infusion ou 12 heures de macération dans l'eau tiède.

— *Quantité* : 1 à 3 tasses par jour, de préférence le soir

Attention : provoque des vertiges à forte dose.

Véronique :

— *Propriétés* : diurétique, expectorante, digestive, stimulante.

— *Utile contre* : affections pulmonaires, aérophagie, migraine.

— *Préparation* : en infusion.

— *Quantité* : 1 à 3 tasses par jour, de préférence le matin.

Verveine :

— *Propriétés* : diurétique, vulnéraire, stimulante.

— *Utile contre* : maux d'estomac, migraine, névralgie.

— *Préparation* : en infusion.

— *Quantité* : 1 à 3 tasses par jour, de préférence le matin.

LA RESPIRATION

Vingt mille respirations quotidiennes nous procurent l'oxygène qui entretient la vie des cent mille milliards de cellules dont notre corps est composé. Les cellules nerveuses sont celles qui ont le plus besoin d'oxygène. Tant que l'on fume, elles sont paralysées par la nicotine et asphyxiées par le manque d'oxygène. Il est encore plus important de bien respirer que de bien manger. La privation d'oxygène provoque la mort par asphyxie en quelques minutes seulement. Nous avons vu qu'un fumeur d'un paquet par jour dispose de 10 % d'oxygène en moins de par l'action de l'oxyde de carbone. À long terme c'est la capacité pulmonaire (volume expiratoire maximal) du fumeur qui se trouve elle aussi réduite d'environ 10 %. La baisse immédiate d'oxygénation de 10 % (sitôt après avoir fumé) est donc doublée d'une capacité maximale d'oxygénation amputée de 10 %. Ce deuxième effet met plusieurs années à se manifester. On en subit les conséquences lorsqu'on utilise toute sa capacité respiratoire, par exemple lors d'un footing.

On peut apprendre à mieux respirer. La plupart de nos contemporains respirent mal. Respirer mieux c'est prendre un bain d'oxygène. Le fumeur en a particulièrement besoin, sa fonction respiratoire étant altérée par le tabac. Le passage de l'air doit s'effectuer autant que possible par le nez à l'inspiration comme à l'expiration. La bouche ne sert à respirer que lorsque le nez est bouché (ce qui n'est pas normal). Une bonne respiration est régulière, sans à-coups et pratiquement silencieuse. La respiration possède un muscle : le diaphragme. Situé entre le thorax et l'abdomen, il peut monter ou descendre. Lors de l'inspiration, le diaphragme descend et le ventre se gonfle. Lors de l'expiration, le diaphragme remonte et le ventre se creuse. Ce mouvement du diaphragme est essentiel et souvent entravé. Il permet une respiration plus ample, donc une meilleure oxygénation. Ce va-et-vient périodique assure un massage du plexus solaire et des organes abdominaux (foie, intestins...) qui active la digestion. Comme tout autre muscle, le diaphragme peut être puissant ou faible. On peut l'entraîner et le fortifier. En général on n'y pense pas car ce n'est pas un muscle visible. En temps normal, la respiration s'effectue sans intervention volontaire, mais on peut la contrôler. Ces exercices renforcent non seulement la fonction respiratoire mais aussi la volonté et la maîtrise de soi.

Exercices respiratoires du yoga

Réapprenons à respirer ! Depuis des millénaires, les yogis – qui avaient compris l'importance d'une bonne oxygénation – ont mis au point des exercices simples pour retrouver et entretenir une respiration performante et un diaphragme musclé. Pour pratiquer ces exercices respiratoires du yoga, on pourra :

— se mettre au grand air (à l'extérieur, sinon ouvrir la fenêtre) ;

— desserrer ceinture, cravate et tout ce qui entrave le mouvement respiratoire.

Pour apprendre, on pose sa main sur l'abdomen afin d'en suivre le mouvement. Essayons tout de suite : le ventre doit bien rentrer et sortir à chaque cycle. La position assise, debout ou couchée, importe peu, l'essentiel étant de se tenir la colonne vertébrale bien droite.

Respirations profondes

Cette technique respiratoire souveraine produit des effets bénéfiques sur l'ensemble du corps et du système nerveux. Elle augmente l'oxygénation (effet immédiat) et muscle le diaphragme (effet différé). Le sport pratiqué régulièrement remplit souvent ce rôle. On peut faire cet exercice pour :

— s'éclaircir les idées (à tout instant) ;

— en cas de « coup de pompe » (en cours ou en réunion) ;

— gagner en calme et en concentration (avant un examen, au feu rouge en voiture plutôt que de piaffer d'impatience) ;

— faciliter la digestion (après le repas) ;

— dans son lit, se réveiller en pleine forme (le matin) ;

— **faire passer l'envie de fumer...**

En effet, on a pu constater que respirer profondément plusieurs fois fait disparaître l'envie de fumer. Cela est sans doute dû à une meilleure oxygénation et au fait qu'en se concentrant sur la respiration, on oublie de fumer.

Pour pratiquer les respirations profondes :

— se tenir le dos bien droit ;

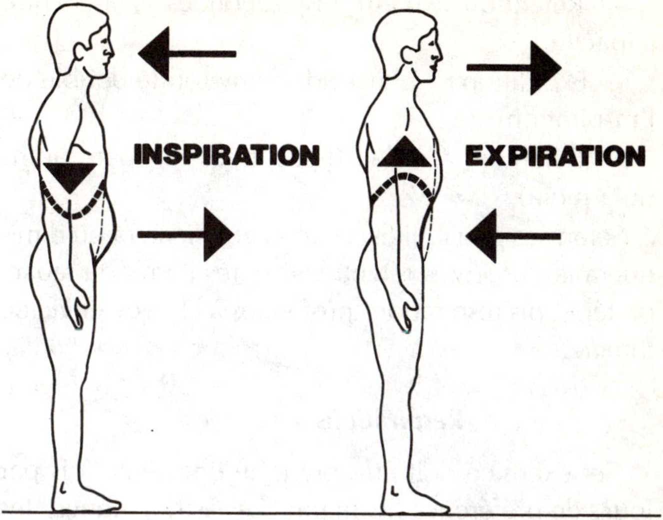

En inspirant, le diaphragme descend et le ventre se gongle.
En expirant, le diaphragme remonte et le ventre se creuse.

— respirer par le nez uniquement, sans à-coups ;

— inspirer bien à fond, en gonflant le ventre ;

— retenir, poumons pleins, plusieurs secondes ;

— expirer lentement, bien à fond, en rentrant le ventre ;

— retenir, poumons vides, plusieurs secondes.

Il faut faire entre trois et vingt cycles à chaque fois. Au moins trois respirations sont nécessaires pour en ressentir les bienfaits. À titre indicatif les durées peuvent être de :

— Inspiration : 6 secondes.

— Rétention à plein : 10 secondes (selon votre capacité).

— Expiration : 12 secondes (environ le double de l'inspiration).

— Rétention à vide : 8 secondes (un peu moins qu'à plein).

Selon ses possibilités, chacun augmentera ou diminuera la durée des rétentions. Après l'arrêt du tabac, on fera trois respirations profondes à chaque envie de fumer.

Respirations saccadées

Cet exercice doit être pratiqué une seule fois par jour, de préférence le matin. Les asthmatiques, les personnes de faible capacité pulmonaire, celles qui ont des problèmes d'oreilles et d'yeux ainsi que celles dont la tension artérielle serait anormalement forte ou faible procéderont avec prudence et, en cas de problème, s'abstiendront. Les respirations saccadées accélèrent l'élimination des déchets du tabac accumulés dans le système respiratoire. Après l'arrêt de la cigarette, il s'opère parfois un véritable « démazoutage » qui peut durer plusieurs semaines (surtout chez ceux qui fumaient plus d'un paquet par jour depuis plusieurs années). Les crachats teintés de particules noirâtres montrent alors combien il était temps d'arrêter. Cet exercice provoque une élimination semblable à celle de la toux mais contrôlée et moins violente. C'est l'expiration brusque et rapide qui projette les particules vers l'extérieur. Pour un citadin, cet exercice effectué quotidiennement contribue à éviter des troubles liés à la pollution atmosphérique tels que bronchites, sinusites... Chez l'ancien fumeur, il accélère l'expulsion des goudrons qui s'étaient déposés dans les bronches (souvenez-vous de l'expérience du fumeur mécanique). Voici la liste des bienfaits de cet exercice :

— provoque l'expectoration, des remontées de mucus, parfois la toux ;

— dégage les sinus et les bronches ;

— réveille, sensation de rafraîchissement ;

— fortifie le diaphragme ;

— tonifie le système nerveux (effet de revigoration générale).

Comment pratiquer les respirations saccadées :

— se tenir le dos bien droit ;

— respirer par le nez uniquement ;

— inspirer normalement et bien à fond en sortant le ventre ;

— puis expirer d'un coup sec en rentrant le ventre ;

— recommencer une trentaine de fois (inspirer normalement, expirer rapidement).

Toute l'attention se porte sur l'expiration. Les épaules et le thorax ne doivent pas bouger. Cela donne une série de respirations saccadées que l'on accélère progressivement jusqu'à un rythme d'environ une ou deux par seconde. Après une trentaine d'expirations, on ralentit aussi progressivement.

En résumé, les respirations profondes et saccadées nous aideront beaucoup pendant les premiers jours de l'arrêt du tabac. Essayons-les dès aujourd'hui, ce sont d'excellents exercices pour l'équilibre nerveux et la santé, que l'on fume ou non, à pratiquer quotidiennement. Remplacez l'effet destructeur de la nicotine par de l'oxygène qui apporte la vie.

SOMMEIL ET RELAXATION

> « *Tout le malheur des hommes vient d'une seule chose qui est de ne pas savoir demeurer en repos dans une chambre.* »
>
> PASCAL

Le tabac modifie l'électro-encéphalogramme (enregistrement du potentiel électrique du cerveau). Il rend difficile l'obtention de l'état mental correspondant au rythme alpha sur un électro-encéphalogramme. Cet état est essentiel pour le repos et la récupération. C'est l'état mental dans lequel on se trouve lors de l'endormissement ou de la relaxation (état de disponibilité mentale les yeux fermés). Pour le fumeur, cela signifie qu'il aura du mal à se relaxer, que son sommeil sera perturbé, qu'il aura tendance à s'exciter même quand son système nerveux aurait besoin de repos. Cela est particulièrement vrai dans les semaines qui suivent l'arrêt du tabac. C'est l'occasion de découvrir les bienfaits de la relaxation et de la traditionnelle sieste[1]. Ceux qui ne peuvent pas faire la sieste à midi la feront en fin d'après-midi, en rentrant chez eux. Une demi-heure de sieste permet de terminer la journée avec entrain et vitalité.

La tension nerveuse s'accumule tout au long de la journée, comme un ressort sur lequel on tire en permanence. Pour ne pas dépasser la limite d'élasticité, il faut le détendre de temps en temps. De même la tension nerveuse demande à être relâchée plusieurs fois au cours de la journée. Ceux qui continuent à tirer sur un ressort hypertendu se préparent des difficultés telles que : insomnie, nervosité, hypertension artérielle, baisse de la mémoire et de la capacité de concentration... La relaxation dissipe la tension nerveuse. Il faut parfois savoir s'arrêter pour mieux avancer ensuite. On pourrait appeler cette technique le « stress-control ». Voici comment s'y prendre :

Quand ? Au moins deux fois dans la journée pendant plusieurs minutes, l'idéal étant deux fois vingt minutes. Le meilleur moment se situe lors d'un « coup de pompe » et juste après les repas. En pratique on pourra mettre à profit les temps morts : dans le métro, en voiture si l'on ne conduit pas, au feu rouge si l'on conduit, dans une salle

1. Voir Bruno Comby : *Éloge de la sieste* (www.comby.org).

d'attente... Quelques secondes seulement de relaxation suffisent pour se sentir mieux. Plus la relaxation est longue, plus les effets en sont durables.

Position : la relaxation se pratique de préférence allongé, mais aussi assis ou debout. Dans la relaxation, ce qui est essentiel est le repos du système nerveux plus que la détente musculaire. Les yeux fermés (très important, cela isole du monde extérieur), on décontracte tous les muscles inutiles au maintien de la posture (tous, si on est allongé). On vérifie notamment que les muscles qui entourent les yeux (décrisper les yeux), les muscles de la mâchoire (entrouvrir la bouche) et les muscles du cou (laisser tomber la tête en avant) sont bien détendus. Les membres sont décroisés.

Mentalement : se couper du monde extérieur, comme pour dormir. Des sons nous parviennent, mais ils ne nous intéressent pas. On sent les bras, la tête et les jambes qui deviennent très lourds. On se repose agréablement ainsi. L'avantage de la relaxation est de pouvoir être pratiquée n'importe où, n'importe quand. Quelques minutes de relaxation suffisent pour repartir en très grande forme pour plusieurs heures[1].

Voici une liste de conseils qui permet d'améliorer et parfois de retrouver le sommeil :

---

1. Voir Bruno Comby : *Stress-Control* (www.comby.org).

— Supprimer le café, le thé et l'alcool.

— Alléger le repas du soir.

— Manger assez tôt pour ne pas se coucher dans les deux heures qui suivent.

— Essayer une infusion de tilleul ou de fleur d'oranger le soir.

— Se détendre avant de se coucher : se promener dehors, prendre un bain, faire quelques mouvements de gymnastique et des respirations profondes.

— Aérer sa chambre ; laisser la fenêtre entrouverte en été.

— Se coucher au moment où l'on a sommeil. Toutes les 90 minutes environ, un cycle hormonal qui règle le sommeil permet de s'endormir plus facilement.

— Si on ne parvient pas à trouver le sommeil, faire semblant de dormir. C'est presque aussi reposant.

— Penser à quelque chose d'agréable et sourire en s'endormant.

Chez un fumeur d'un paquet par jour ou plus, l'arrêt du tabac entraîne le retour d'un sommeil plus réparateur. Des troubles du sommeil et de la nervosité surviennent parfois lors de la désintoxication. Ils durent rarement plus de quelques jours, quelques semaines au maximum. La relaxation, les frictions froides et les respirations profondes sont là pour vous aider. Avez-vous du mal à vous réveiller le matin ? Il est fréquent de voir un ancien fumeur se lever à 7 heures du matin alors qu'auparavant il émergeait difficilement et beaucoup plus tard. Avoir du mal à se réveiller le matin peut être dû au tabac ou à une alimentation pléthorique (trop abondante, trop de mélanges).

L'ACTIVITÉ PHYSIQUE

Les athlètes ne fument pas. On constate que ceux qui reprennent une activité sportive à l'occasion de l'arrêt du tabac sont mieux motivés et qu'ils ne rechutent pas. Une activité physique régulière est le meilleur chemin vers la victoire. Le cycliste belge Van Impe, vainqueur du Tour de France, explique que « *la pratique même du sport procure un plaisir au moins égal à celui que procure la cigarette* ». Faites-vous du sport ? L'arrêt du tabac est un excellent moment pour reprendre une activité physique.

Dans la vie de tous les jours, l'homme se déplace en marchant. C'est une très bonne forme d'exercice physique. Alors, fuyons les ascenseurs et les escaliers mécaniques. Jusqu'au cinquième étage, il est plus rapide de prendre l'escalier que d'attendre l'ascenseur. Quel plaisir y a-t-il à emprunter des escaliers mécaniques bruyants et encombrés lorsqu'ils sont doublés d'un escalier ? Pourquoi ne pas marcher l'équivalent des deux dernières stations de bus ou de métro ? Une promenade digestive après le repas est bien plus agréable que de s'abrutir devant la télévision.

Quelle que soit notre activité physique, elle doit être quotidienne. Une demi-heure suffit. Le yoga, la marche à pied et la natation sont excellents, peu onéreux et praticables même au cœur d'une grande ville.

« *Je n'ai pas le temps* », entend-on souvent. Une demi-heure par jour pour l'entretien de son corps et autant pour le reposer (la relaxation) permettent de gagner plusieurs heures en pleine forme sur le reste de la journée. Le temps bien utilisé n'est pas du temps perdu. Par ailleurs combien de temps chaque jour passons-nous à traîner, à attendre sans rien faire, ou devant la télévision ? Faire du sport, c'est savoir se faire plaisir pour se sentir mieux. Au lieu de courir après le temps, ajoutons de la qualité à la vie.

LE POINT ANTI-TABAC (AURICULOTHÉRAPIE)

Ce point est utilisé en auriculothérapie. Il provoque de façon plus ou moins sensible suivant les individus un dégoût de l'odeur du tabac et atténue l'impression de « manque » ressentie les premiers jours. L'action est la même qu'en acupuncture mais provoquée par la pression des doigts à la place des aiguilles. Il faut masser la jambe de l'hélix, région protubérante du centre de l'oreille indiquée sur le schéma. Durant les quinze premiers jours on massera cette zone plusieurs fois par jour pendant quelques minutes. Le côté, droit ou gauche, importe peu, le mieux étant de masser les deux côtés.

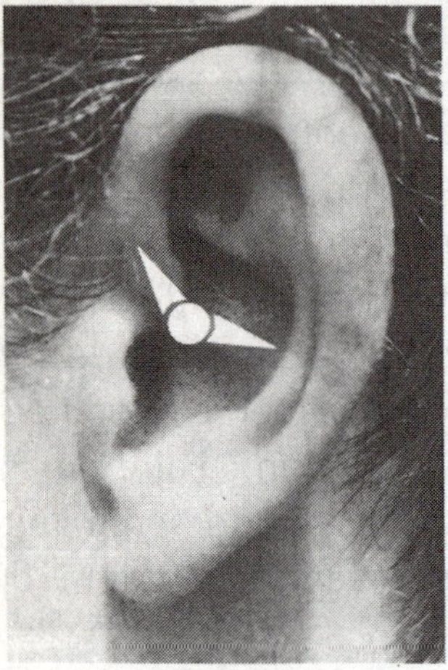

Zone à masser.

Point antitabac.

L'AFFICHAGE

Après une prise de décision, il faut mettre en œuvre le maximum de moyens pour parvenir au but, n'est-ce pas ? Écrire et afficher vos bonnes résolutions est simple à faire, mais important. Cela fait partie intégrante du passage de la pensée à l'action. Un médecin qui part en vacances ferme son cabinet et affiche sur sa porte : « *Je serai absent jusqu'au 1er septembre.* » C'est un bon moyen de prévenir son entourage. De même, la confection de petites affiches prévient les personnes de notre entourage qui éviteront ainsi de fumer en notre présence ou de nous offrir des cigarettes. Qu'est-ce qui est le plus facile ? Rédiger une affiche ou résister à la tentation : « *Je vous offre une cigarette ?* ». C'est facile et on vous admirera d'être capable, non seulement d'arrêter de fumer mais encore d'afficher votre détermination. Que faut-il afficher ? Des petits dessins ou des phrases courtes, positives et amusantes telles que :

« *J'ai choisi de cesser de fumer.* »

« *Ici on ne fume pas, on aime la vie.* »

« *Attention : local non-fumeur.* »

« *Une seule bouffée d'air pur vaut mieux que dix cigarettes.* »

... inventez vos propres slogans !

Où placer ces affiches ? Là où nous passons le plus souvent, bien en évidence : à hauteur des yeux dans les couloirs, sur la porte d'entrée chez soi, dans les toilettes ou au-dessus de son bureau. Mettez-les là où vous fumiez auparavant et là où d'autres en profiteront. Tapissons-en notamment la chambre à coucher et la table de nuit. Apposons une banderole « *J'ai choisi de ne plus fumer* » sur notre voiture. Chaque fois que nous voyons une affiche, cela nous rapproche de la victoire. C'est le principe de la publicité. Faites-vous de la publicité pour arrêter de fumer ! Diverses associations anti-tabac proposent des affiches et autocollants anti-tabac (voir adresses en fin d'ouvrage).

LE CHANT

Voici maintenant le quart d'heure de récréation. Peu importe que nous chantions faux. Le chant peut nous dynamiser. Le chant agit comme l'autosuggestion pour nous rendre heureux et renforcer notre détermination. Il n'est pas nécessaire de chanter devant tout le monde, heureusement ! On peut chanter dans sa voiture, dans sa douche, en marchant... ou à voix basse, dans sa tête. Si vous êtes plusieurs à arrêter ou pour encourager quelqu'un d'autre qui s'arrête, chantez ensemble. C'est très amusant. Apprenez par cœur le refrain de cette chanson dont les couplets ont été écrits par des anciens fumeurs.

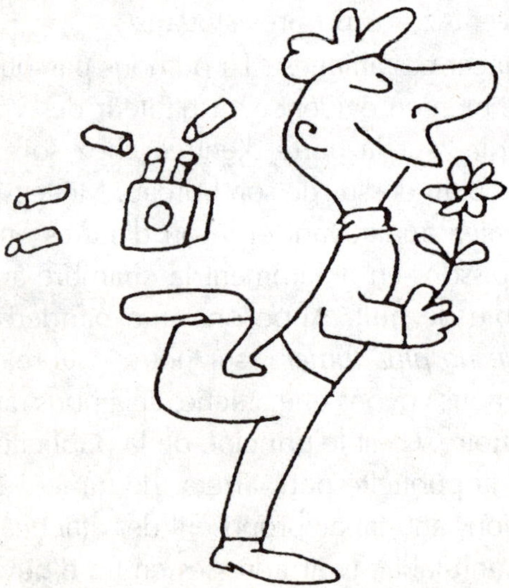

À chanter sur l'air de *Le travail c'est la santé* d'Henri Salvador :

J'ai choisi d'cesser d'fumer
Pour retrouver ma santé REFRAIN
Les prisonniers du mégot
Ne font pas d'vieux os

Boire souvent dans la journée
Beaucoup d'eau pure et respirer I
En se répétant sans arrêt
Que c'est bien mieux d'être heureux

Faire du sport, s'oxygéner
C'est excellent pour la santé II
Quatorze kilomètres à pied
Ne doivent pas nous effrayer

Pourquoi payer de la fumée
Quand l'air pur est si bon marché III
Les vitamines à volonté
C'est cela la vraie liberté.

Je rentre chez moi en chantant
On m'félicite : c'est bien mon grand IV
Les autres me regardent en héros
La cigarette c'est zéro.

POUR LES CROYANTS

« Ne courez pas après la mort par les égarements de votre vie, n'attirez pas sur vous la ruine par les œuvres de vos mains. »

Ancien Testament,
Le Livre de la Sagesse 1-12

Fumer intoxique l'esprit autant que le corps. Mais vouloir cesser de fumer ne donne pas toujours la force d'y parvenir. Si vous êtes croyant, faites confiance à Dieu qui veut plus que tout que vous vous libériez du tabac. Priez. Exposez sincèrement la situation au Seigneur et Il vous aidera. Dans l'Évangile selon saint Luc (11-9), le Christ dit :

« *Eh bien, moi je vous le dis : demandez et l'on vous donnera ; cherchez et vous trouverez ; frappez et l'on vous ouvrira. Car quiconque demande reçoit ; qui cherche trouve ; et à qui frappe on ouvrira. Quel est d'entre vous le père auquel son fils demande du pain, et qui lui remettra une pierre ? Ou s'il demande un poisson, à la place du poisson, lui remettra-t-il un serpent ? Ou encore s'il demande un œuf, lui remettra-t-il un scorpion ? Si donc vous qui êtes mauvais vous savez donner de bonnes choses à vos enfants, combien plus le Père du ciel donnera-t-il l'Esprit Saint à ceux qui l'en prient !* »

LA PRISE DE POIDS

Une personne sur deux prend du poids en arrêtant de fumer. Dans la moitié des cas le poids reste stable. Il existe de rares cas d'amaigrissement. Parmi ceux qui prennent des kilos (en moyenne quatre kilos), la moitié retrouve son poids d'origine au bout de quelques mois. La prise de poids ne concerne en fin de compte qu'une personne sur quatre.

Cette prise de poids est parfois normale. En effet, la nicotine diminuait les contractions gastriques ; ce mauvais fonctionnement de l'estomac du fumeur empêchait la digestion de s'effectuer normalement. Libéré de la nicotine, on digère mieux. Le fumeur qui pesait moins que son poids idéal retrouve celui-ci (en moyenne un fumeur pèse moins qu'un non-fumeur). L'augmentation de poids peut aussi être due à un phénomène de compensation. Le fumeur se met à manger pour remplacer la cigarette. Il faut bien s'occuper la bouche… Les sucreries et le grignotage ne sont pas la meilleure méthode. Tabagisme et boulimie présentent de nombreux points communs. Cela explique que, voulant se débarrasser du tabac, on ait facilement tendance à verser dans le grignotage ou la boulimie. Tous deux occupent les mains et la bouche, sont liés à des déséquilibres du système nerveux et des mécanismes du glucose, correspondent à un besoin inconscient de fumer ou de manger qui s'exprime par une « envie » de cigarette ou de gourmandises, s'installent lentement, permettent « d'oublier » les soucis. Il est dommage de transformer le tabagisme en boulimie. Cela n'arrivera pas si vous suivez le programme de désintoxication rationnel qui vous est proposé. La démarche de ce livre peut même être transposée pour se libérer de la boulimie ou de l'alcoolisme. Voici des « trucs » absolument inoffensifs qui satisfont le recours buccal en cas d'envie de manger :

— Manger un pruneau (un seul) puis garder le noyau dans la bouche pour le sucer.

— Appliquer la même technique qu'en cas d'envie de fumer : respirer profondément, se répéter « *J'ai choisi de cesser de fumer* » ou « *Je suis en pleine forme car je mange équilibré et sainement, uniquement au moment des repas* » et boire à petites gorgées un grand verre d'eau. L'envie de manger, comme l'envie de fumer, disparaît en quelques minutes.

Le régime préconisé durant les quinze premiers jours ne vous fera pas prendre de poids. À l'issue de ces quinze jours le meilleur moyen de rester en parfaite santé (et en particulier de se maintenir à son poids idéal) consiste à s'en tenir à un régime sain et équilibré tel que celui du sixième au quinzième jour. Si vous jugez cette alimentation trop restrictive, voici quelques recommandations importantes pour ne pas prendre de poids :

— Ne rien manger entre les repas.

— Manger bien le midi, moins le matin et le soir.

— Ne pas boire (ou peu) aux repas ni dans les deux heures qui suivent.

— Ne boire que de l'eau.

— Boire un grand verre d'eau le matin en se levant, un en milieu de matinée, un autre en milieu d'après-midi et un dernier le soir juste avant de se coucher.

— Préférer les graisses végétales (de première pression à froid, huile d'olive par exemple) aux graisses animales (beurre) et n'en utiliser que très peu.

— Supprimer le sucre, y compris sous forme de pâtisseries, chocolat, confiture ;

— Supprimer la bière, le whisky et l'alcool en général... Ce sont des calories qui n'apportent rien. Vin et cidre (simples fruits fermentés) sont les seuls alcools éventuellement recommandables, et encore, en toutes petites quantités seulement.

— Utiliser le sel avec modération. Le sel retient l'eau dans le corps. La consommation moyenne de sel est beaucoup trop importante.

— Consommer très peu de pain, pâtes et farines (préférez les céréales germées)

— Se méfier des produits laitiers.

— Manger davantage de fruits et légumes crus ; ils sont riches en vitamines. Mangez chaque jour plusieurs fruits : ils se digèrent facilement. Usez mais n'abusez pas des aliments riches en glucides (fruits secs, dattes et miel) qui doivent de préférence ne pas avoir été chauffés (récoltés et conservés à température ambiante).

— Ayez une activité physique quotidienne (au moins une demi-heure par jour).

Pour celui qui mange sainement le problème du poids ne se pose pas.

La peur de prendre du poids ne doit pas empêcher d'arrêter de fumer. Lorsqu'il y a prise de poids après l'arrêt du tabac, cela est normal et reste dans des limites raisonnables. Une prise de poids importante ou anormale ne résulte pas de l'arrêt du tabac mais d'erreurs alimentaires. Quand on se libère du tabac, ce n'est pas sur la nourriture qu'il faut se jeter, mais sur l'air, l'eau, les fruits et les graines germées.

LES QUINZE PREMIERS JOURS

Les pages qui suivent donnent, jour par jour, la marche à suivre. Appliquez ces consignes à la lettre ; c'est astreignant mais efficace. Il s'agit d'un programme complet pour une désintoxication rationnelle.

PREMIER JOUR

Le choix : « *Je choisis de cesser de fumer.* » Se le répéter à tout instant.

Au réveil : répéter trois fois : « *J'ai choisi de cesser de fumer.* » Respirations profondes et saccadées. Friction froide. Point anti-tabac.

Alimentation : boire beaucoup (au moins 2,5 l d'eau). Fruits à volonté au moment des repas. Fruits secs et oléagineux en petite quantité.

En cas d'envie :

— Répéter : « *J'ai choisi de cesser de fumer.* »

— Boire lentement un grand verre d'eau.

— Respirations profondes (au moins trois).

Respirer : respirations profondes plusieurs fois dans la journée.

Chanter la chanson :

« *J'ai choisi d'cesser de fumer*
Pour conserver ma santé
Les prisonniers du mégot
Ne font pas d'vieux os. »
(à apprendre par cœur)

Au coucher : respirations profondes. Point anti-tabac. Répéter trois fois devant la glace : « *J'ai choisi de cesser de fumer.* »

Suggestions pour le menu :

— *Matin :* oranges, noisettes, verveine en infusion (sans sucre).

— *Midi :* pamplemousse, salade de tomates (sauce huile d'olive + citron), ananas.

— *Soir :* raisins secs, pommes crues ou au four (sans ajout de sucre), infusion de tilleul (nature ou au miel).

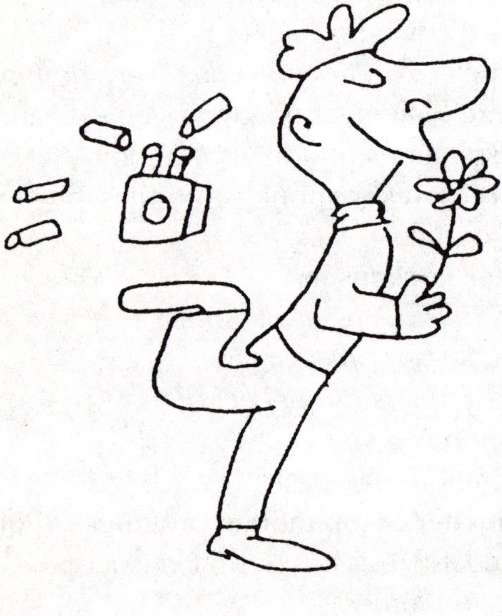

DEUXIÈME JOUR

Le choix : « *Je choisis de cesser de fumer.* »

Au réveil : répéter trois fois : « *J'ai choisi de cesser de fumer.* » Respirations profondes et saccadées. Friction froide. Point anti-tabac.

Alimentation : boire un maximum d'eau. Fruits, légumes. Infusions (éventuellement). Manger aux heures des repas seulement.

En cas d'envie : Répéter... Boire... Respirer (RBR).

Au coucher : infusion valériane ou tilleul (pour dormir). Respirations profondes. Point anti-tabac. Répéter : « *J'ai choisi de cesser de fumer.* »

Suggestions pour le menu :

— *Matin :* orange pressée, quelques noix, kiwis, infusion de véronique.

— *Midi :* salade verte (sauce huile d'olive + citron), pommes de terre à l'eau (nature, sans beurre), cerises.

— *Soir :* salade de carottes, soupe de légumes, noisettes, haricots verts, banane.

Pour lutter contre la somnolence, la nervosité ou les maux de tête, utiliser la friction froide et les respirations profondes.

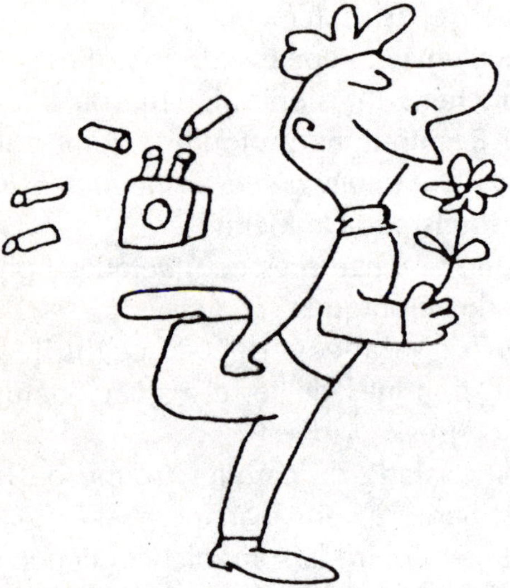

TROISIÈME JOUR

Le choix : « *Je choisis de cesser de fumer.* »

Au réveil : répéter trois fois : « *J'ai choisi de cesser de fumer.* » Respirations profondes et saccadées. Friction froide. Point anti-tabac.

Alimentation : boire toujours beaucoup d'eau en dehors des repas. Fruits et légumes. Ajouter les céréales si possible germées (environ 100 g par repas).

En cas d'envie : Répéter… Boire… Respirer (RBR).

Au coucher : bain ou douche tiède avec friction. Respirations profondes. Point anti-tabac. Répéter : « *J'ai choisi de cesser de fumer.* »

Suggestions pour le menu :

— *Matin :* jus d'orange, figues, amandes, soja germé.

— *Midi :* salade de crudités, maïs, aubergines (à la vapeur), noix de coco.

— *Soir :* salade verte, courgettes à l'eau, riz aux tomates.

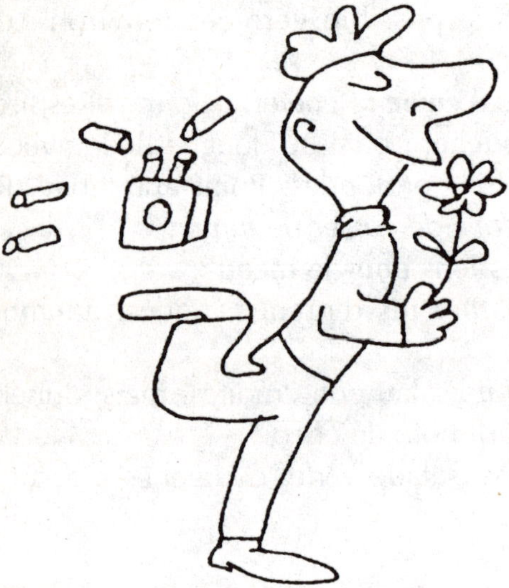

QUATRIÈME JOUR

Le choix : « *Je choisis de cesser de fumer.* »

Au réveil : répéter : « *J'ai choisi de cesser de fumer.* » Respirations profondes et saccadées. Friction froide. Point anti-tabac.

Alimentation : fruits, légumes, céréales (de préférence germées). Ajouter un peu de laitages en petite quantité (yaourt ou fromage blanc ou fromage au lait cru, éviter les fromages cuits et le lait pasteurisé).

Pour se détendre : contre la fatigue et la nervosité, pratiquez la relaxation plusieurs fois par jour (yeux fermés, décontractez les muscles de la mâchoire et du cou). Selon les circonstances, on se reposera ainsi entre quelques secondes et une demi-heure en position allongée, assise ou debout.

Au coucher : se promener dehors et faire des respirations profondes. Point anti-tabac. Répéter : « *J'ai choisi de cesser de fumer* » (couché).

Suggestions pour le menu :

— *Matin :* pamplemousse, flocons d'avoine, noisettes.

— *Midi :* salade de concombres, riz aux épinards, yaourt, poire.

— *Soir :* soupe à l'oignon, salade verte aux noix et graines germées (assaisonnement huile d'olive et citron), lentilles (pas trop salées), panier de fruits.

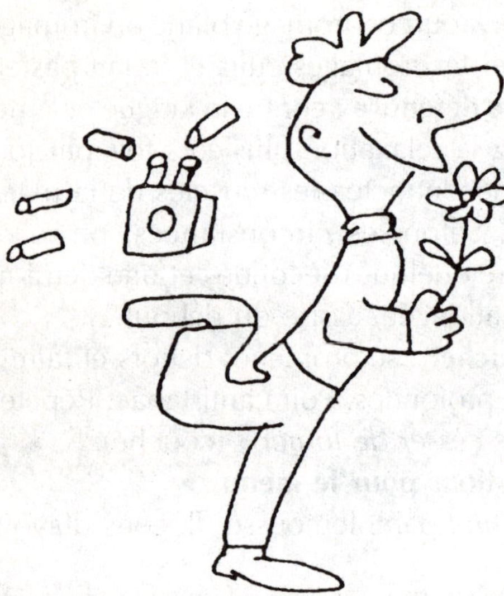

CINQUIÈME JOUR

Le choix : « *Je choisis de cesser de fumer.* »

Au réveil : répéter : « *J'ai choisi de cesser de fumer.* » Respirations profondes et saccadées. Bien s'étirer avant de se lever. Friction froide. Point anti-tabac.

Alimentation : de l'eau comme boisson, entre les repas. Fruits, légumes, céréales, laitages. Un ou deux œufs (maximum trois fois par semaine).

En cas d'envie : Répéter... Boire... Respirer (RBR).

Au coucher : faire un tour dehors avec respirations profondes. Point anti-tabac. Infusion de tilleul (pour dormir). Répéter : « *J'ai choisi de cesser de fumer.* »

Suggestions pour le menu :

— *Matin :* pêche, fraises, noix de cajou, pruneaux secs, flocons d'orge.

— *Midi :* salade de carottes, riz, fenouil, fromage blanc.

— *Soir :* céleri et graines germées en salade, œuf à la coque, légumes crus ou cuits à basse température (à l'eau), banane et panier de fruits.

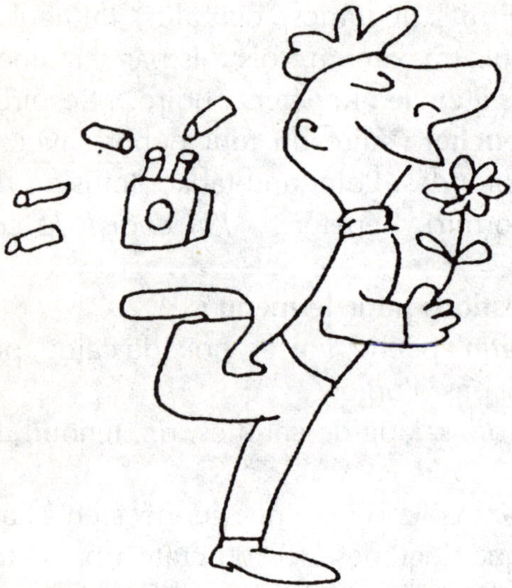

DU SIXIÈME AU QUINZIÈME JOUR

Le choix : choisir de ne plus fumer, quelles que soient les circonstances.

Au réveil : répéter : « *J'ai choisi de cesser de fumer.* » Respirations profondes et saccadées. Bien s'étirer dans tous les sens avant de se lever. Friction froide.

Alimentation : reprenez progressivement une alimentation équilibrée. Laissez de côté alcools forts et café, qu'il serait bon de supprimer définitivement. Évitez encore le sucre et les excitants. Limitez au maximum votre consommation de sel et de farines (pain, pâtes, etc.). Laissez une large place aux fruits et légumes.

En cas d'envie : Répéter... Boire... Respirer... (RBR).

Au coucher : faire un tour dehors avec respirations profondes. Répéter : « *J'ai choisi de cesser de fumer ; demain va être une journée formidable.* »

Suggestions pour le menu :

— *Matin :* oranges pressées, amandes, céréales, fruits.

— *Midi ou soir :* salade de crudités et graines germées (sauce huile d'olive et citron, pas ou peu de sel), viande ou poisson ou noix ou avocat, accompagnés de légumes crus ou cuits à basse température (cuisson à l'eau), panier de fruits au choix (banane, pomme, poire, orange, mangue...).

8

LES AUTRES MÉTHODES

TOUR D'HORIZON

Il n'existe pas de remède magique pour cesser de fumer ; cependant, certaines techniques peuvent aider un fumeur bien motivé. La diversité de ces techniques reflète leurs limites ; **aucune n'est miraculeuse.** La plupart des méthodes sont ponctuelles, c'est-à-dire ne s'intéressent qu'à un aspect du sevrage tabagique.

Ce livre cherche à tout mettre en œuvre pour faciliter l'arrêt du tabac (à la fois sur le plan physiologique et sur le plan psychologique).

Les diverses techniques visent selon les cas à augmenter la motivation, à supprimer le besoin pharmacologique, à accélérer l'élimination de la nicotine ou à exercer une action calmante et équilibrante. On peut pratiquer soi-même la plupart d'entre elles. D'autres telles que l'homéopathie, l'acupuncture ou la sophrologie font appel à des spécialistes. La démarche qui vous est proposée ici est complète et ne nécessite pas forcément leur intervention. Ces techniques sont donc mentionnées entre parenthèses ci-dessous. Le médecin de famille (s'il ne fume pas) sera toujours de bon conseil. Certaines techniques telles que la relaxation, l'autosuggestion, le *Cahier de la libération* et la respiration doivent être préparées *avant* l'arrêt du tabac. Rappelons que l'essentiel réside dans la motivation, la détermination et la précision avec laquelle vous appliquerez nos conseils.

Pour augmenter la motivation : autosuggestion, *Cahier de la libération*, affichage, chant, autohypnose, pensée positive, faites des projets, souriez et soyez optimiste !

Pour supprimer le besoin pharmacologique : régime, abstention des excitants, point anti-tabac (acupuncture) (homéopathie) (patch ou gomme à la nicotine, médicaments).

Pour calmer, équilibrer : régime, respiration, activité physique, relaxation, hydrothérapie, phytothérapie (acupuncture) (homéopathie) (médicaments) (cure thermale).

Pour accélérer l'élimination de la nicotine : régime indispensable, activité physique, hydrothérapie, phytothérapie (cure thermale).

Pour accélérer le nettoyage des bronches : respirations saccadées, activité physique.

Pour mettre toutes les chances de notre côté, il faut jouer au moins un « cheval » dans chaque catégorie. Voici un très bon quarté : régime + autosuggestion + respiration + point anti-tabac.

On peut y adjoindre, pour obtenir un programme de désintoxication complet et efficace : *Cahier de la libération* + hydrothérapie + relaxation + activité physique + chant + affichage.

Constatons que l'on peut par soi-même disposer d'un véritable arsenal pour cesser de fumer ! Cela paraît superflu, tant de choses juste pour quitter la cigarette. Dans la réalité, tout cela est plus facile à faire qu'à expliquer. De plus ces techniques s'avèrent utiles dans bien d'autres circonstances que pour se libérer du tabac. **Ce qui fait la supériorité de cette méthode est son caractère complet. On travaille simultanément sur le plan physiologique, psychologique et comportemental. Plus on dispose d'outils, plus la tâche est facile.**

Passons maintenant en revue différentes « méthodes » qui existent pour cesser de fumer. Citons pour commencer des méthodes déconseillées en raison de leur efficacité très limitée : la méthode par aversion, les cigarettes écologiques, les filtres spéciaux.

Méthode par aversion : on remplace l'association « cigarette-plaisir » par « cigarette-désagréable » à l'aide de chocs électriques ou de bruits pénibles. Une autre technique consiste à se forcer à fumer jusqu'à en être dégoûté (ce qui peut être dangereux sur le plan cardiaque). Outre leur caractère barbare, ces méthodes sont inefficaces à long terme. Les méthodes « positives » mettant l'accent sur les avantages obtenus en cessant de fumer se révèlent plus efficaces.

Cigarettes écologiques : ce n'est pas une méthode pour cesser de fumer mais une ruse publicitaire qui profite de la mode du « naturel » pour prétendre que certaines cigarettes sont inoffensives ou moins dangereuses. Tant qu'il y a de la fumée, il reste du danger. Pour fabriquer des cigarettes inoffensives il faudrait supprimer la nicotine mais aussi les goudrons, les irritants et l'oxyde de carbone, ce qui revient à ne plus fumer. Ne croyez pas non plus que ces cigarettes soient un bon intermédiaire pour cesser de fumer ensuite. Nous avons vu qu'il faut s'arrêter d'un seul coup, donc sans intermédiaire.

Filtres progressifs : ce sont des filtres qui absorbent une partie de la nicotine. On utilise des filtres de plus en plus forts pour diminuer progressivement la dose de nicotine. Cette méthode séduisante sur le plan théorique ne marche pas. Le fumeur a tendance à inhaler plus lentement pour absorber sa dose usuelle de nicotine. Il faut s'arrêter d'un seul coup. De plus cette méthode entretient l'habitude et le geste de fumer.

Médicaments anti-tabac : Ce sont notamment des produits se substituant à la nicotine (gomme à la nicotine, patch à la nicotine). Ces substituts ont pour but de permettre au fumeur de se déshabituer du geste de fumer en minimisant l'effet de « manque », la nicotine étant apportée sous une autre forme que par la cigarette. Le chewing-gum à la nicotine consiste à mâcher quotidiennement du chewing-gum faiblement dosé en nicotine durant environ trois mois tandis que le patch à la nicotine consiste à coller un timbre enduit de nicotine, par exemple sur le bras, pendant quelques mois. Il est strictement interdit de fumer pendant un tel traitement, car la nicotine à haute dose est un poison dangereux. Cela peut aider certaines personnes à diminuer l'envie de fumer pendant les premières semaines. Cependant, il n'est pas recommandé de continuer à consommer de la nicotine sous forme de patch jusqu'à la fin de ses jours. Il faudra donc ensuite (dans un deuxième temps) se libérer du patch ou du timbre et on n'échappe pas à la nécessité de se désintoxiquer de la nicotine un jour ou l'autre. Cette démarche ne remplace donc pas les conseils donnés dans ce livre pour se libérer définitivement du tabac et se désintoxiquer de la nicotine. Au contraire, ce livre par ses conseils psychologiques et comportementaux, complète très bien un traitement de substitution.

Nous allons passer en revue maintenant quelques techniques qui peuvent aider mais qui, en aucun cas, ne remplacent la démarche personnelle exposée dans ce livre. Les conseils donnés ici suffisent en général pour se libérer dans la plupart des cas (mêmes pour des gros fumeurs ayant déjà échoué par d'autres méthodes). Appliquez avec détermination les conseils donnés dans ce livre, au pied de la lettre. En complément des conseils de ce livre, un suivi médicalisé, un appui psychologique sous forme de conférences, groupes de sevrage tabagique ou l'une des techniques ci-dessous pourra éventuellement maximiser vos chances de succès.

CONSULTATION MÉDICALE

Un médecin (ne fumant pas !) sera éventuellement de bon conseil. Il peut notamment faire un bilan de santé, montrer comment prendre le pouls et mettre en garde contre les méfaits du tabac sur la santé. Il existe d'ailleurs pour cela des centres de consultations anti-tabac (voir les adresses utiles à la fin du livre). Les médecins chargés de ces consultations connaissent les problèmes liés au tabac. Ils pratiquent parfois des méthodes complémentaires telles que, par exemple, l'acupuncture. Un bon médecin peut vous aider, mais n'oubliez jamais que c'est d'abord vous qui faites vos choix et qui détenez (en vous !) la clé du succès et de la victoire contre le tabac.

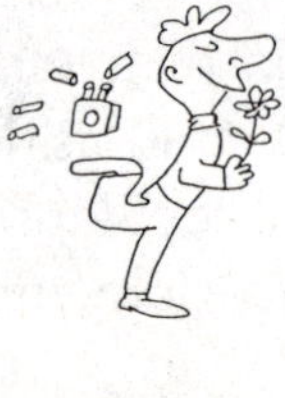

LE PLAN DE CINQ JOURS

Cette méthode propose un plan d'action sur cinq jours (*Five Days Plan*) pour se libérer du tabac. Cette méthode a été suivie par environ 20 millions de personnes. L'esprit de cette méthode correspond à celui de ce livre et de nos séminaires : **vous donner tous les atouts pour arrêter et non le faire à votre place.** Il s'agit souvent d'une réunion d'information suivie par cinq réunions pendant cinq soirs consécutifs. Le groupe est composé de quelques dizaines à plusieurs centaines de fumeurs de tous horizons qui arrêtent de fumer tous en même temps le premier jour. Beaucoup ont vainement essayé de cesser de fumer précédemment par d'autres méthodes. Des conseils diététiques, psychologiques pour faire face à l'envie de fumer… y sont donnés. Ce qui fait la force de cette méthode comme de ce livre, c'est son approche globale agissant à la fois sur la dimension physiologique, psychique et comportementale de l'intoxication tabagique. À chaque réunion, un film ou des diapositives permettent de se sensibiliser aux dangers du tabac. Ensuite un ou deux animateurs (en général un médecin et un psychologue) animent la réunion. Il s'instaure très vite une ambiance chaleureuse qui fait que le cinquième soir la quasi-totalité des participants ont cessé de fumer et que les gens ne parviennent pas à se séparer pour rentrer chez eux !

Le programme du *Plan de cinq jours* a été mis au point par une équipe de médecins et de psychologues dont le chef de file est le Dr Wayne Mac Farland aux États-Unis. Soucieux des ravages du tabagisme dont ils voyaient tous les jours les effets dans la population, ils décidèrent d'unir leurs efforts pour mettre au point une méthode simple et efficace applicable au plus grand nombre.

Des centaines de sessions de sevrage tabagique sont ainsi organisées chaque année dans le monde, dans un grand nombre de pays, partout dans le monde.

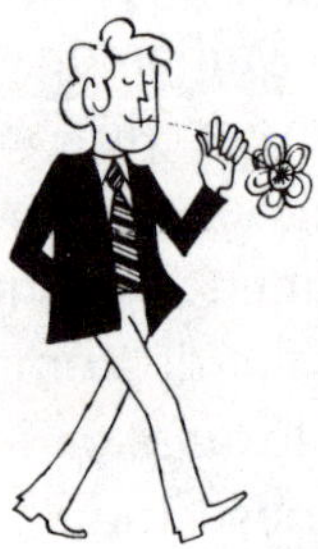

L'ACUPUNCTURE

Il semblerait que dans certains cas (surtout chez les personnes nerveuses, anxieuses ou agitées), l'acupuncture puisse aider un fumeur bien motivé. Quelques aiguilles piquées en divers points du corps sont destinées à rééquilibrer le patient, le calmer et provoquer le dégoût du tabac. Une consultation dure environ une demi-heure. Les aiguilles sont laissées en place une vingtaine de minutes. Une ou plusieurs séances sont nécessaires selon les cas. Certaines consultations d'acupuncture sont remboursées par la Sécurité sociale. L'acupuncture est une médecine individuelle : on ne pique pas forcément les mêmes points sur deux personnes différentes[1]. Les effets disparaissent au bout de quelques semaines. Celui qui arrive sans motivation, croyant qu'il va arrêter de fumer grâce aux aiguilles, se trompe. Si le traitement marche (ce qui est fréquent mais pas systématique), il ne fumera pas (ou fumera moins) pendant quelques semaines puis reprendra sa dose habituelle lorsque les effets du traitement disparaîtront. Celui-là n'avait aucune chance de réussir dès le départ. Avec la motivation, l'acupuncture peut aider. Sans motivation, elle est inutile.

Ne tombez pas dans le panneau : l'acupuncture ne remplace pas une bonne hygiène de vie. Une mauvaise alimentation et le manque de sport ne peuvent pas être compensés par un traitement, qu'il soit par acupuncture, homéopathique ou médical.

L'**auriculothérapie** et la **mésothérapie** sont deux variantes de l'acupuncture. L'auriculothérapie est

---

1. Dr Jacques Amoyel : *Acupuncture : le défi par l'aiguille* (Éditions Dangles).

l'acupuncture de l'oreille : on pique des points situés sur l'oreille et parfois on laisse en place une petite agrafe ou un morceau de fil de nylon. La mésothérapie[1] consiste à faire des micro-injections de certaines substances (par exemple un extrait à base de tabac ou des extraits de plantes calmantes).

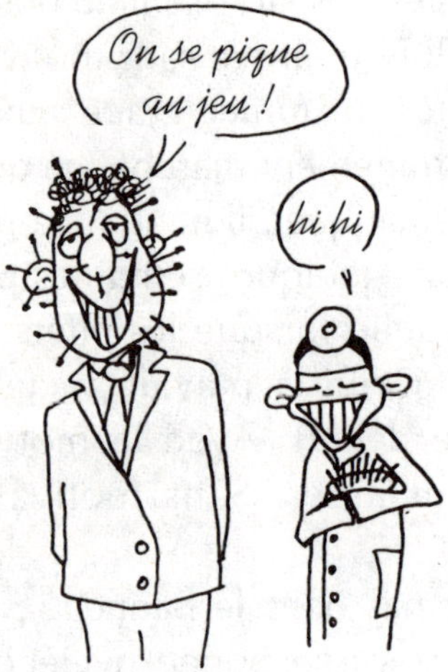

Un des points d'acupuncture anti-tabac situés sur l'oreille peut être stimulé avec les doigts (voir photo, p. 172).

1. Drs Serge Hosana, Jacques Le Coz, Gérard Médioni et Jean-Claude Pichard : *Mésothérapie : médecine de pointe* (Éditions Dangles).

LA SOPHROLOGIE ET L'HYPNOSE

La sophrologie et l'hypnose utilisent des techniques spéciales, notamment la suggestion verbale et la relaxation pour mettre le sujet dans un état où son inconscient est particulièrement réceptif[1]. Les suggestions que donnent alors le sophrologue ou l'hypnotiseur (par exemple *« Vous n'avez plus du tout envie de fumer »* ou *« l'odeur du tabac vous répugne maintenant »*) s'imprègnent dans l'inconscient et le sujet aura tendance à les réaliser. Dans certains cas, le sophrologue ou l'hypnotiseur ne fait que produire cet état de réceptivité, et c'est le sujet qui formule lui-même les suggestions comme il le désire. La sophrologie et l'hypnose agissent sur l'une des étapes du passage de la pensée à l'action qui fait souvent défaut : l'installation de cette pensée dans l'inconscient.

Ces techniques n'apportent rien de plus que ce que l'on peut faire sur soi-même par l'autosuggestion. Leur intérêt réside toutefois dans la rapidité du résultat et le surplus de motivation apporté par le thérapeute extérieur. Le sophrologue (ou l'hypnotiseur) maîtrise sa technique et il peut produire en quelques séances des résultats qui auraient mis bien plus longtemps à se manifester par l'autosuggestion. Convaincre son inconscient que l'on va cesser de

1. Thierry Loussouarn : *Transformez votre vie par le sophrologie* (Éditions Dangles).

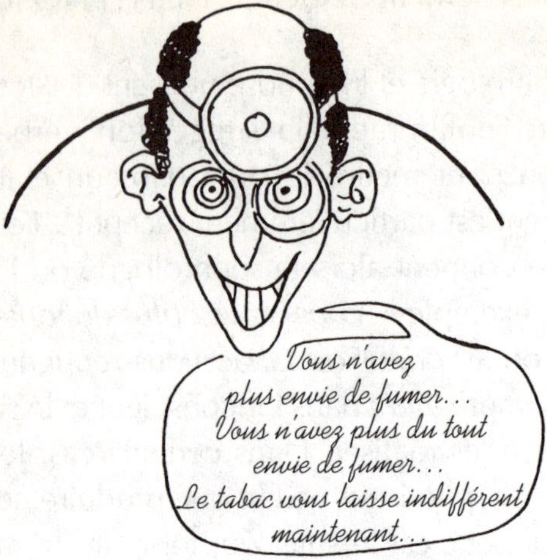
Vous n'avez
plus envie de fumer...
Vous n'avez plus du tout
envie de fumer...
Le tabac vous laisse indifférent
maintenant...

fumer est extrêmement efficace. Nous avons intérêt à le faire nous-même par l'autosuggestion dans toute la mesure du possible (phrases que l'on se répète). L'aide d'un hypnotiseur ou d'un sophrologue peut aider à se libérer psychiquement du tabac. Ces techniques obtiennent de bons résultats mais elles sont purement psychologiques et ne remplacent donc pas l'approche globale (y compris physiologique) que nous recommandons, avec suppression du cycle des excitants et régime spécial de désintoxication. Une ou plusieurs séances peuvent être utiles mais le plus important reste, bien sûr, votre propre détermination et la manière dont vous mettez en œuvre avec la plus grande attention chaque élément de la méthode que vous propose ce livre.

L'HOMÉOPATHIE

L'homéopathie n'est pas une méthode miracle pour cesser de fumer. Dans certains cas, elle peut contribuer à dégoûter du tabac ou à calmer la nervosité. Certains homéopathes prescrivent un extrait très dilué à base de tabac destiné à en provoquer le dégoût. L'homéopathie donne rarement des résultats spectaculaires. C'est une bonne technique d'appoint dans le cas du sevrage tabagique, qui profite surtout (comme l'acupuncture) aux sujets anxieux, agités ou angoissés. Comme l'acupuncture, l'homéopathie est une médecine individuelle. Ainsi *Nux vomica* conviendra plus particulièrement à un coléreux et *Argentum* à un caractère de type anxieux ou pressé. Les petits granulés sont à faire fondre sous la langue chaque jour pendant plusieurs semaines. Les effets du traitement ne durent que quelques semaines. Là encore, il s'agit d'une aide temporaire qui présente l'avantage de n'avoir aucun effet secondaire, mais qui ne remplace en rien votre propre détermination et la démarche exposée dans ce livre.

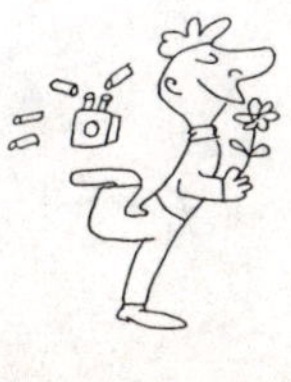

SÉMINAIRES ANTI-TABAC

Un appui psychologique sous la forme de séminaires peut grandement faciliter l'arrêt du tabac ainsi que le changement des habitudes de vie, et semble même, dans certains cas, indispensable car il est plus facile de s'arrêter de fumer en groupe que tout seul. Un appui psychologique semble utile d'une manière générale à chaque fois qu'il s'agit de changer son mode de vie. C'est pourquoi, pour aider ceux qui le souhaitent à se libérer du tabac, il existe des séminaires anti-tabac, mais aussi de gestion du stress, du sommeil et de l'alimentation. Ces stages sont destinés aux entreprises, au public et aux médecins. Les séminaires anti-tabac sont basés sur un déconditionnement psychologique du fumeur, sur l'induction de nouveaux comportements positifs de type non-fumeur, et sur l'utilisation de techniques de drainage corporel (régime alimentaire en particulier) afin de faciliter l'élimination de la nicotine. L'auteur organise des séminaires anti-tabac (voir adresses utiles en fin d'ouvrage).

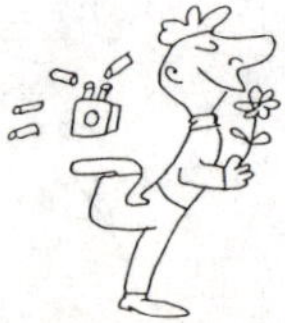

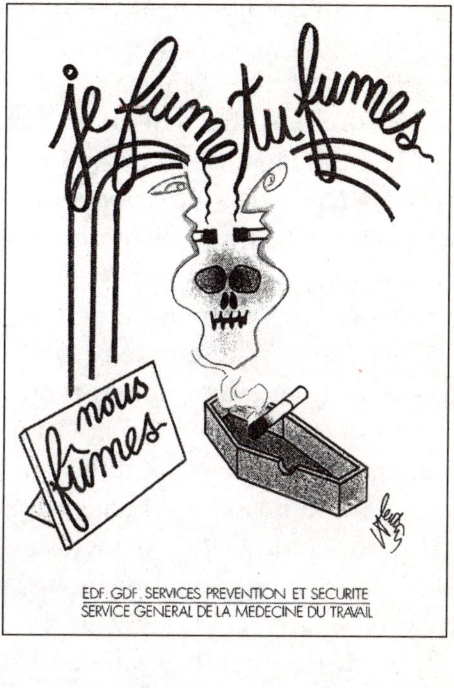
je fume tu fumes
nous fûmes
EDF. GDF. SERVICES PREVENTION ET SECURITE
SERVICE GENERAL DE LA MEDECINE DU TRAVAIL

STRESSOMÈTRE – LE *NEC PLUS ULTRA* DE LA SANTÉ PRÉVENTIVE

La nicotine est un excitant du système nerveux qui induit un tremblement anormalement élevé des extrémités (bras et jambes) notamment au niveau de la main (tremblement du fumeur). Il est possible de mesurer scientifiquement ce tremblement au moyen du Stressomètre™ , un nouveau système électronique. Il s'agit d'un appareil de mesure du Tremblement Nerveux au Repos (TNR : *Tremor of the Nervous system at Rest*). En effet, le corps humain est animé en permanence d'un léger tremblement, presque imperceptible à l'œil nu, des mains et des extrémités du corps, mesurable au moyen d'un accéléromètre très sensible. Ce tremblement donne une bonne représentation du niveau de stress de l'organisme. Cet appareil a été inventé et développé par l'auteur en collaboration avec le comité scientifique et médical de l'institut Bruno Comby (IBC – www.comby.org). Il est utilisé par de nombreux médecins, hôpitaux et laboratoires pharmaceutiques, ainsi que par le public, pour des recherches sur le stress, pour gérer son stress dans la vie quotidienne et apprendre à mieux maîtriser son corps. Tel un petit sismographe appliqué au corps humain, il mesure avec précision les tremblements de très faible amplitude (de l'ordre du millième de millimètre) de l'organisme. Ce système permet ainsi de quantifier objectivement sur une échelle de 0 à 999 le degré de nervosité d'un individu et les méfaits de la nicotine sur le système nerveux. Les bons résultats sont entre 0 et 25 (tremblement de faible amplitude et bonne maîtrise de soi), les scores moyens de 25 à 50, au-dessus de 50 le résultat est élevé, et il devient pathologique au-dessus de 100, ce qui s'observe notamment chez certains gros fumeurs ou passagèrement lors du sevrage. Tout ce qui augmente le niveau de stress : la nicotine, la caféine, l'adrénaline, augmente le TNR, tandis que ce qui diminue le stress (une bonne hygiène de vie, une alimentation saine, ne pas fumer, le yoga, la respiration profonde et bien sûr l'abstention totale du tabac) diminue le TNR et le niveau de stress. De nombreuses études cliniques ont montré que la nicotine induit un tremblement anormal du corps humain, ce que l'on observe en effet avec le Stressomètre Comby™. Cet appareil diffusé avec des conseils anti-tabac permet une approche scientifique du sevrage tabagique, en contrôlant avec précision le tremblement nerveux du fumeur lors de sa libération du tabac[1].

1. Pour tout renseignement sur le stressomètre, le kit anti-tabac et la méthode de sevrage tabagique associée : www.tnr.fr (choisir votre langue puis cliquer sur « mesure du tremblement »).

(voir les adresses utiles en fin d'ouvrage pour se procurer un appareil).

En mesurant son niveau de tremblement nerveux au repos (TNR) avant et après avoir fumé, et ensuite tout au long du sevrage, et en comparant les résultats entre fumeurs et non-fumeurs, chacun peut constater les bienfaits de la libération du tabac sur son niveau de stress. L'appareil peut aussi être utilisé pour apprendre à maîtriser sa nervosité et s'avère ainsi fort utile en complément de la méthode présentée par ce livre.

LE MIRACLE EST EN VOUS

Il n'existe pas de potion magique pour arrêter de fumer si on n'en possède pas le désir. Fumer était notre erreur. Nous seuls pouvons la corriger. Certains fumeurs peuvent appliquer une méthode complémentaire ou demandent au médecin une assistance, ou la prescription d'un patch pour arrêter de fumer, mais on peut fort bien aussi s'arrêter de fumer tout seul. Se libérer du tabac est un projet trop sérieux pour perdre son temps à attendre qu'il se réalise par hasard. D'un autre côté, n'est-il pas extraordinaire de pouvoir ainsi choisir ? La victoire, une fois acquise, nous appartient tout entière.

Nous pouvons faire des choses merveilleuses, jouir d'une réelle liberté, mais pour cela il faut d'une certaine façon s'atteler à la tâche. Nous ne pouvons guère attendre de miracle des autres. Nous pouvons pourtant changer notre vie de façon quasi miraculeuse. **La clé de ce miracle est en nous-mêmes.**

9

GARE À LA VAGUE !

« Il faut rester très vigilant car on reste très vulnérable. »

Ancien fumeur

LA CIGARETTE : UN ADVERSAIRE VICIEUX

L'envie de fumer ne disparaît pas du jour au lendemain. Elle revient régulièrement comme une vague pour attaquer nos bonnes résolutions. Le passage de cette vague dure trois minutes. Tout ce qui occupe l'esprit et les mains durant ces trois minutes aide à tenir. Lorsque vous l'aurez quittée, la cigarette cherchera à revenir. Heureusement ces envies se font moins fréquentes et moins intenses avec le temps. Si vous adoptez un mode de vie meilleur, plus conforme aux lois de la santé, l'envie de fumer ne vous effleurera même plus.

Dans la période de transition, la cigarette se révèle être un adversaire vicieux : elle choisit systématiquement de donner l'assaut lorsqu'on est le moins apte à lui résister : en présence de fumeurs, durant une période de fatigue ou après un verre d'alcool. Il faut donc être sur ses gardes et ne pas crier victoire trop tôt. Un homme prévenu en vaut deux. Celui qui sait qu'il est fragile et reste vigilant ne rechutera pas. Ici s'applique à merveille cette parole de l'Antiquité :

« C'est quand je suis faible que je suis fort. »
Une seule cigarette et dans bien des cas c'est la reprise.

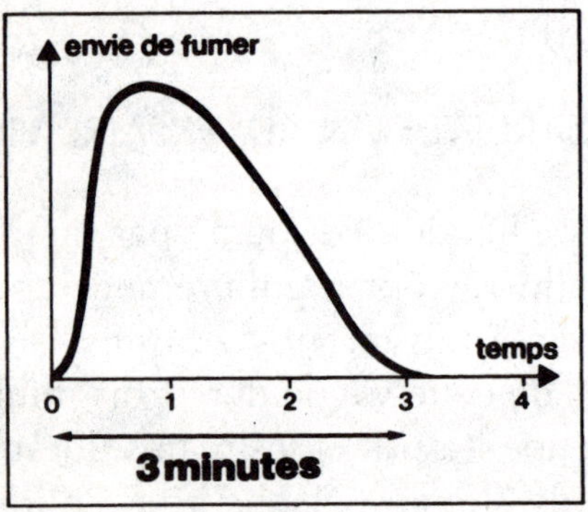

L'envie de fumer vient en quelques secondes
et disparaît en trois minutes.

TOUT PRÉVOIR

La plupart des circonstances de rechute sont prévisibles. Prévoyons-les pour ne pas avoir à y faire face. Notons-les à la page « Réponse à tout » du *Cahier de la libération.* Pour chacune, nous marquerons en face comment l'éviter, par exemple :

— **À la fin du repas :** se brosser les dents et sortir marcher dix minutes.

— **Au cours d'une soirée entre amis :** si vos amis fument, refusez ce type d'invitation pendant quelques semaines.

— **La pause-café de 11 heures du matin :** remplacer le café par un verre d'eau et des respirations profondes.

L'envie de fumer vous submerge comme une vague. Alors, puisqu'on peut la voir venir, anticipons-la. Prévoyons même l'imprévisible. Que faire si un inconnu dans la rue nous propose une cigarette ? On lui montrera sa cartelette *« J'ai choisi de cesser de fumer »* (à garder sur soi) et, s'il insiste, on lui expliquera les méfaits du tabac. Notre stratégie face au tabac doit être étudiée à l'avance. Ce n'est pas pendant les trois minutes de la tentation que l'on est capable d'élaborer une parade. Prévoyez tout à la page « Réponse à tout » du *Cahier de la libération*.

Pour fumer une cigarette, on effectue plusieurs centaines de gestes. Un paquet par jour pendant un an représente plus d'un million de contractions musculaires. Ces gestes finissent par s'inscrire dans notre comportement. Après l'arrêt du tabac, certaines circonstances et certains gestes associés à l'acte de

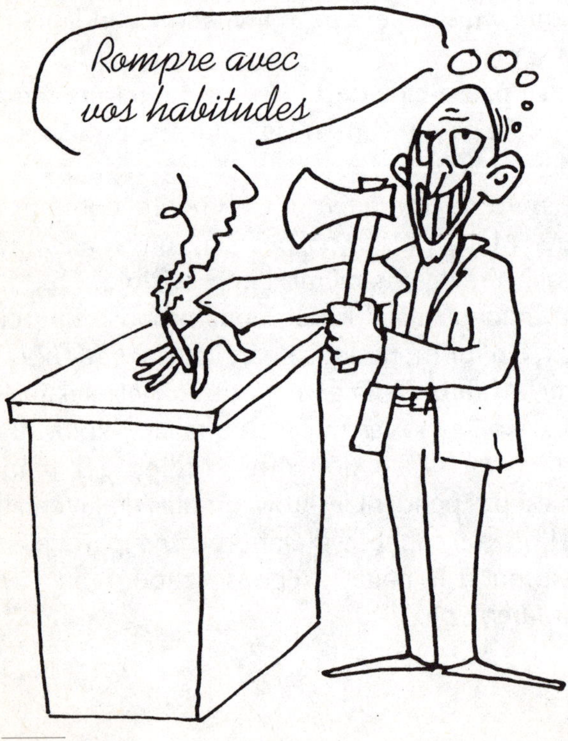

fumer risquent de provoquer le réflexe d'allumer une cigarette, de sortir son briquet... Pour cette raison il est important de jeter toutes ses cigarettes, afin qu'elles ne soient plus à portée de main. Pour éviter les comportements « automatiques » et les gestes qui s'enchaînent, il faut rompre avec ses habitudes, par exemple changer d'itinéraire pour ne plus passer devant le bureau de tabac. Ainsi on ne sera pas tenté d'y entrer. Ceux qui fumaient en conduisant pourront prendre les transports en commun pendant quelques jours ou mettre une bouteille d'eau dans leur voiture à l'emplacement des cigarettes.

EN CAS D'ENVIE

Ce paragraphe est peut-être le plus important du livre. Quelles sont les trois choses à faire immédiatement en cas d'envie de fumer ? Il faudra appliquer R...B...R... :

— **Répéter :** *« J'ai choisi de cesser de fumer. »*
— **Boire :** lentement un bon verre d'eau.
— **Respirer :** faire trois respirations profondes.

Recopiez les trois lignes précédentes au dos de la cartelette *« J'ai choisi de cesser de fumer »* que vous gardez sur vous. **RBR** : c'est simple et pourtant radical. Votre réaction doit être instantanée, comme un réflexe. Pour être certain d'avoir bien assimilé, faites une répétition : imaginez que vous avez envie de fumer et répétez la phrase, buvez le verre d'eau et respirez. Pour pouvoir appliquer le « **B** », gardez avec vous une bouteille d'eau la première semaine.

Vivre nécessite de l'eau et de l'oxygène, pas de la nicotine !

TRUCS EN VRAC

Voici une multitude d'autres « trucs » pour surmonter l'envie de fumer qui ont déjà aidé des fumeurs à se libérer du tabac :

— le point anti-tabac ;

— contracter les abdominaux ;

— serrer les poings ;

— chanter ;

— siffloter ;

— tremper les mains dans l'eau froide ;

— prendre une douche froide (très efficace) ;

— sucer un noyau de pruneau ;

— se laver les dents ;

— regarder sa montre en disant : « *Je ne fume pas* » pendant 60 secondes ;

— ouvrir la fenêtre ;

— se lever si on est assis ;

— sortir si on est à l'intérieur ;

— se pincer ;

— interpeller le premier venu et lui parler des méfaits du tabac.

PLUS JAMAIS

L'ancien fumeur ne doit jamais retoucher une seule cigarette. Si vous avez déjà fumé plus de dix cigarettes par jour, alors le tabac a été pour vous une drogue : le système nerveux cherche à maintenir constant le taux de nicotine dans votre organisme. Vous fumiez donc à peu près la même quantité de cigarettes chaque jour, et une tentative d'arrêt de cette drogue entraînait un « manque ». Au-delà de dix cigarettes par jour, on n'est plus libre de sa consommation. Toute votre vie, les cellules nerveuses garderont en mémoire la trace de cette intoxication ; le moindre apport de nicotine réveille cette mémoire qui vous incite alors à refumer (état de « manque ») pour revenir au niveau d'intoxication initial. Il est important de le savoir.

Même après plusieurs années, refumer une cigarette vous incite à en reprendre une deuxième, puis une troisième... Systématiquement on revient à sa consommation antérieure en quelques jours ou quelques semaines. C'est d'autant plus idiot que cette cigarette est le plus souvent reprise :

— pour se montrer que l'on a gagné, qu'on est capable de n'en fumer qu'une ;

— parce que les circonstances rendent le refus gênant ;

— par curiosité, pour voir si on aime encore.

Tous les anciens fumeurs rêvent de pouvoir refumer juste une cigarette de temps en temps, pour le plaisir. C'est un piège. Ceux qui essaient rechutent. L'expérience montre qu'après plusieurs mois d'arrêt la première cigarette n'est pas appréciée. Ne cherchez pas à vérifier ! La véritable victoire est de pouvoir ne plus fumer du tout. Un fumeur raconte comment il a rechuté : « *Après sept ans d'arrêt, un soir de fête j'ai repris un cigare, pour voir, et en une semaine j'étais revenu à mes trois paquets.* »

Il y a trois périodes critiques après l'arrêt du tabac : vers le troisième jour, le besoin de nicotine atteint son maximum. Ensuite cela va mieux. Au bout d'environ trois semaines car l'attention

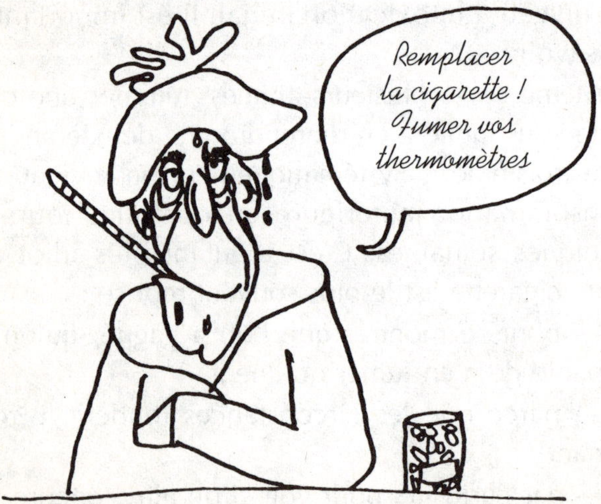

s'émousse, on se laisse aller. Enfin aux alentours du troisième mois, on se croit très fort et donc tout permis.

Attention ! Accepter une cigarette, c'est les accepter toutes !

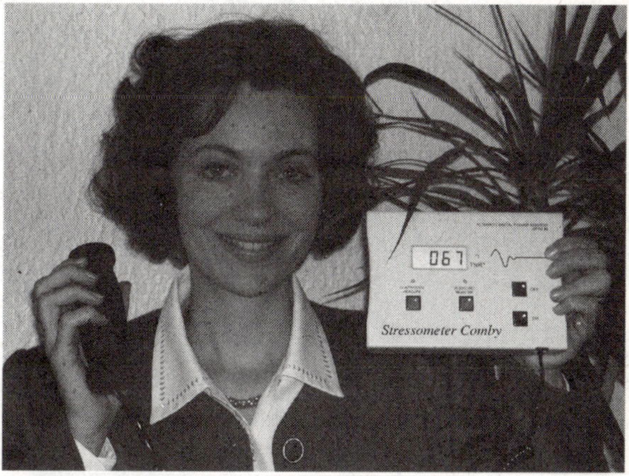

Effectuer régulièrement un contrôle de son niveau de tremblement nerveux au repos (TNR) pendant les premières semaines de l'arrêt du tabac, pour un suivi précis et quantifié de la désintoxication tabagique.

10

L'ENTOURAGE

AIDER QUELQU'UN D'AUTRE À S'ARRÊTER

Comment un bébé apprend-il à marcher, à manger, à parler ? Il regarde ses parents. L'homme imite ses congénères. Pour aider quelqu'un d'autre à arrêter de fumer, il faut commencer par **montrer l'exemple**. Nous avons vu que cesser de fumer résulte d'un choix. On ne peut pas l'imposer. En revanche, il est possible d'inciter, d'encourager. Une attitude à éviter est de juger, de condamner, de dire ou de penser : « *Tu fumes, c'est mal* ». Qu'il s'agisse de soi ou de quelqu'un d'autre, cela crée une réaction de culpabilité, de malaise, voire d'hostilité. La personne se replie sur elle-même et pense : « *Qu'est-ce qu'il a ? Il est hargneux.* » Et la réaction sera de fumer d'autant plus pour narguer l'imposteur.

Il faut être constructif, rester en bons termes. Si la personne à aider souhaite elle-même arrêter, ce sera facile : on appliquera la démarche exposée dans ce livre. Si elle ne le souhaite pas, ou ne s'est jamais posé la question, il va falloir faire naître le désir de cesser de fumer. Pour cela le moyen le plus efficace sera de faire prendre conscience du caractère néfaste du tabac, sans heurter. Voici quelques suggestions :

— faire l'expérience du fumeur mécanique ;

— offrir ce livre ;

— emmener la personne faire du sport. Lui jeter un défi sportif ;

— offrir un kit anti-tabac.

Vis-à-vis d'enfants, la permissivité est une erreur. On se montrera ferme sans être intransigeant. Et surtout il faut donner l'exemple. Le meilleur moyen d'aider est de faire comprendre que l'on souhaite vraiment que la personne réussisse. Pas seulement en l'exprimant par de bonnes paroles, mais en faisant un geste dans sa direction. Un très beau geste consiste à suivre le régime en même temps que la personne à épauler. Ce soutien moral s'avère être une aide inestimable. De plus, suivre ce régime une fois par an pour se désintoxiquer pas seulement du tabac mais aussi d'excès alimentaires ou pour mettre l'organisme et le tube digestif au repos pendant un temps raisonnablement court est excellent pour la santé.

Un fumeur de deux paquets par jour qui arrête de fumer suffisamment tôt gagne huit ans d'espérance de vie. Supposons que votre témoignage, votre exemple incitent une dizaine de personnes à choisir de se libérer du tabac. On peut facilement obtenir ce résultat. Alors vous leur aurez fait gagner quatre-vingts années de vie, sans compter les souffrances évitées et la liberté retrouvée. Des petits gestes produisent de grands effets. Cela redonne un sens à la vie.

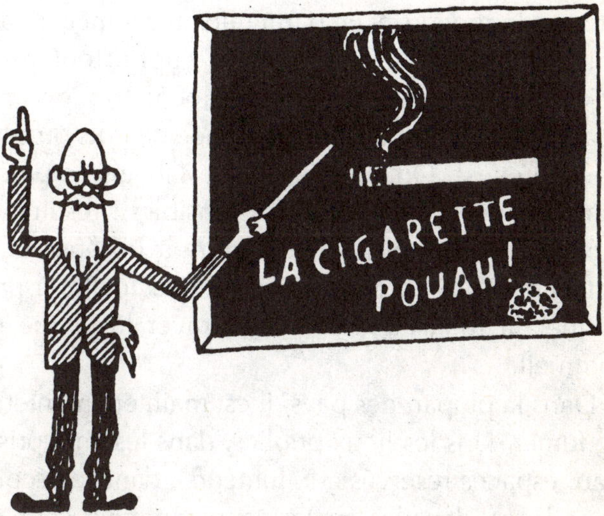

TABAC ET NON-FUMEURS

Maintenant que vous avez cessé de fumer, vous faites partie des non-fumeurs. La victoire est définitive lorsqu'on en a parfaitement pris conscience. On se sent bien dans la peau de ce nouveau personnage. C'est bien nous, mais ne fumant plus, fier d'avoir pu arrêter et ne voulant pour rien au monde recommencer. En prenant le train on pensera à prendre des réservations non-fumeur et dans les restaurants exigez un emplacement non-fumeur. Après l'arrêt du tabac on devient beaucoup plus sensible à toutes les odeurs et en particulier à la fumée. Beaucoup d'anciens fumeurs ne la supportent plus. Séjourner une heure dans un local très enfumé revient à inhaler soi-même la fumée de trois ou quatre cigarettes[1]. On appelle cela le **tabagisme passif**. Certains individus y sont très sensibles : respirer la fumée de leurs voisins peut suffire à les énerver, à empêcher toute concentration intellectuelle, à provoquer la toux et le soir à entraver la venue du sommeil.

Dans la plupart des pays, il est maintenant interdit de fumer dans les lieux publics, dans les entreprises (sauf espaces réservés aux fumeurs), dans les écoles et collèges, dans les magasins, notamment ceux où sont vendues des denrées alimentaires, dans

1. *Vigilance*, n° 59 (revue du service de prévention d'EDF).

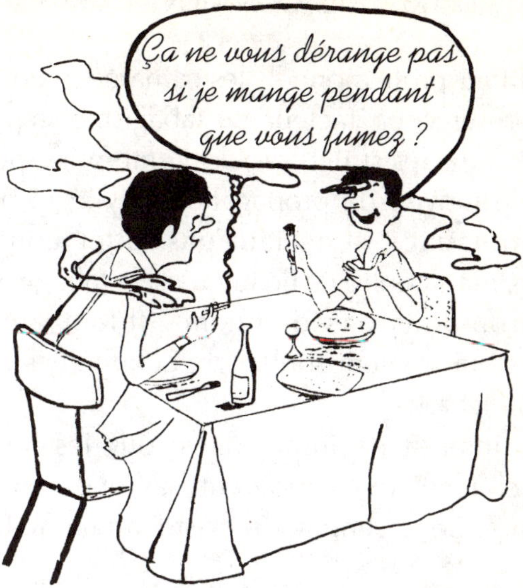
Ça ne vous dérange pas si je mange pendant que vous fumez ?

les hôpitaux, les ascenseurs, les salles d'attente, les avions, les autobus et le métro. Dans les trains et les bateaux, la majorité des places doivent être réservées aux non-fumeurs.

Ne pas fumer en présence de personnes que cela gêne et qui souvent n'osent pas le dire est une question de savoir-vivre. Et n'oubliez pas que la fumée est particulièrement nocive pour les enfants et les femmes enceintes.

Le milieu professionnel, les camarades de travail ont représenté un facteur de tabagisme important. Aujourd'hui, les structures de l'entreprise peuvent servir de moyen de propagation privilégié pour la lutte antitabac[1]. Il ne faut pas lutter contre les fumeurs mais contre ce fléau qu'est le tabagisme. Ne nous trompons pas d'ennemi. Il faut aider les fumeurs qui souvent souhaitent eux-mêmes en finir avec la cigarette.

Il est interdit de fumer dans tous les locaux à usage collectif qui n'assurent pas une ventilation suffisante. Cette ventilation existe rarement. En pra-

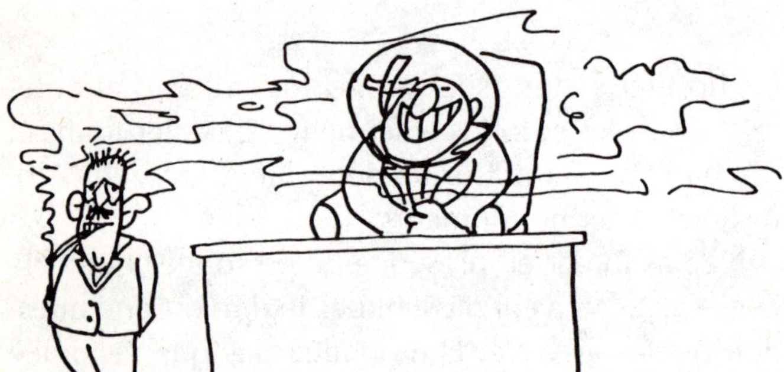

1. Bruno Comby : *La Lutte anti-tabac dans l'entreprise* (ENSTA, juin 1985).

tique, nous ferons connaître notre choix et demanderons que l'on ne fume pas en notre présence. Le lieu de travail sera transformé pour mieux correspondre à nos nouvelles habitudes. Le cendrier se verra remplacé par une bouteille d'eau minérale. Afin d'être bien tranquille, des affiches signaleront l'interdiction de fumer. La liberté des uns commence là où s'arrête celle des autres. Avoir le droit de fumer ou non dans un local n'a rien à voir avec la position hiérarchique. C'est une question de savoir-vivre. Sortir fumer sa cigarette à l'extérieur est un moindre mal qui respecte au moins la liberté de son entourage.

TABAC ET AMIS

Arrêter de fumer en groupe est plus facile que tout seul ; on se soutient mutuellement. Trouvons donc des amis pour se libérer à plusieurs. Il s'agit d'être ensemble pour mieux réussir. Certaines personnes se groupent pour faire « le concours de celui qui tiendra le plus longtemps ». C'est une très bonne expérience si l'on n'a pas vraiment envie d'arrêter ; en effet il est presque convenu d'avance que tout le monde reprend sa cigarette à la fin du concours. Groupons-nous plutôt pour arrêter ensemble et définitivement dans un esprit d'entraide et non de compétition.

On découvre ses vrais amis dans la difficulté. Après l'arrêt du tabac on constate qu'il existe deux sortes d'amis. Les bons amis veulent notre bien, ils nous encouragent. Mais il y a aussi les faux amis qui se moquent ou qui nous offrent des cigarettes en prétendant que l'on ne tiendra pas. Certains vont jusqu'à faire vibrer la fibre de l'amitié pour nous faire rechuter (« *Un vieux copain comme toi, tu prendras bien une cigarette ?* »). En général ces personnes fument. Elles ne supportent pas de voir un autre réussir là où elles échouent. Évitons-les durant quelques jours. Les mêmes reviendront demander des conseils par la suite. On ne se moque pas de quelqu'un qui arrête de fumer ; on l'aide. De celui qui fume sans réfléchir et de celui qui essaie de se libérer, lequel est le plus méritant ?

Voici quelques exemples de railleries destinées à faire rechuter :

— « *C'est la quatrième fois que tu arrêtes de fumer.* »

— « *Tu sais bien que tu n'y arriveras pas.* »

— « *Tu étais plus vivable avec ta cigarette.* »

Si l'on vous offre une cigarette, refusez-la poliment. On répondra par exemple (entraînez-vous devant une glace) :

— « *Non merci, j'ai choisi de ne plus fumer.* »

— « *Non merci, j'ai choisi la liberté.* »

— « *Non merci, mais dis-moi, pourquoi fumes-tu ?* »

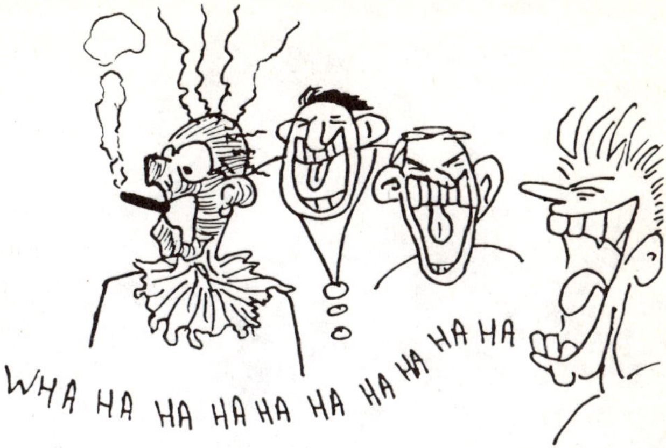

— « *Je voulais justement te suggérer d'arrêter toi aussi.* »

Un ancien fumeur auquel on offrait une cigarette avec insistance a fini par l'accepter. Après l'avoir jetée à terre, il s'est mis à la piétiner furieusement. On ne lui en a plus jamais proposé !

CONCLUSION

AU-DELÀ DU TABAC

> *« La plupart des gens regardent les choses comme elles sont et se disent : Pourquoi ? Moi, je regarde les choses comme elles pourraient être et je me demande : Pourquoi pas ? »*
>
> John Fitzgerald KENNEDY

Nous avons compris maintenant combien il est important de choisir de cesser de fumer. À ceux qui ont déjà choisi, bravo ! Si vous êtes de ceux qui vont choisir, continuez, vous êtes sur la bonne voie. Ce livre met à votre portée les moyens pratiques qui permettent d'exercer ce choix dans les meilleures conditions. Retenez que les clés de votre avenir vous appartiennent. Cet avenir est trop précieux pour le livrer à la fatalité. Si vous vous sentez très loin du but, méditez ce proverbe japonais :

« *Même un chemin de mille lieues commence par un pas.* »

Cesser de fumer apporte plus de santé, de liberté, de temps et d'argent. Saisissez cette occasion pour vous lancer à fond dans une activité sportive, sociale, artistique, spirituelle, associative ou autre. Militez pour une bonne cause. La majorité des fumeurs souhaitent se libérer du tabac. Pourquoi ne pas aider d'autres personnes à s'arrêter ? Préparons nous-même notre avenir. Retrouvons confiance !

Nous rêvons tous d'un monde idéal où les hommes vivraient heureux. Nous pouvons faire de notre vie quelque chose qui y ressemble. Cela commence par le respect de son corps et débouche sur le côté merveilleux de la vie, sur une façon différente de voir les choses. Reconnaître le caractère néfaste de certaines de nos habitudes et y remédier, c'est tracer un itinéraire qui procure des satisfactions intenses et permet de mieux comprendre les autres. C'est le début d'une progression. Fumer et vivre sa foi, fumer et dénoncer la pollution industrielle, fumer et faire du sport, fumer en accusant la société de nous cantonner dans un mode de vie inhumain... représentent autant de contradictions faciles à résoudre. Le choix est possible. Une fois ce choix effectué, le fatalisme, la critique systématique et les côtés négatifs de notre personnalité s'estompent pour laisser la place à une envie de partager et à un besoin de faire encore mieux.

Les conseils donnés dans cet ouvrage peuvent être appliqués pour combattre la boulimie, l'alcoolisme, d'autres addictions, les tics, la timidité, le manque de volonté... N'attaquer qu'un problème à la fois, par exemple la cigarette, mais le prendre de face est la clé du succès.

Au-delà du tabac, cette méthode apprend à progresser. Dans chaque cas, il faut choisir, préparer puis passer à l'action. La possibilité de choisir redonne un sens à la vie. Sachez contester la société lorsqu'elle vous propose des drogues. Grâce à votre action, la société s'améliorera et vous serez fier de ce que vous avez fait. L'important est d'agir. Cesser de fumer est une chose sérieuse et beaucoup plus simple qu'il n'y paraît. Ne vous découragez pas. La santé et le bonheur sont maintenant à votre portée. Choisissez.

Cahier de la libération : ajoutons au cahier une page intitulée « Futur » et dressons la liste de nos prochaines victoires. Par exemple :

— une alimentation plus saine ;

— être plus attentif aux autres ;

— reprendre une activité physique...

Ami(e) lecteur (ou lectrice), vous êtes maintenant sur le chemin du succès. Faites le nécessaire en suivant bien nos conseils et bonne chance ! Prenez soin de vous, respectez les autres, respirez bien. Et surtout, profitez de la vie et soyez heureux (ou heureuse) !

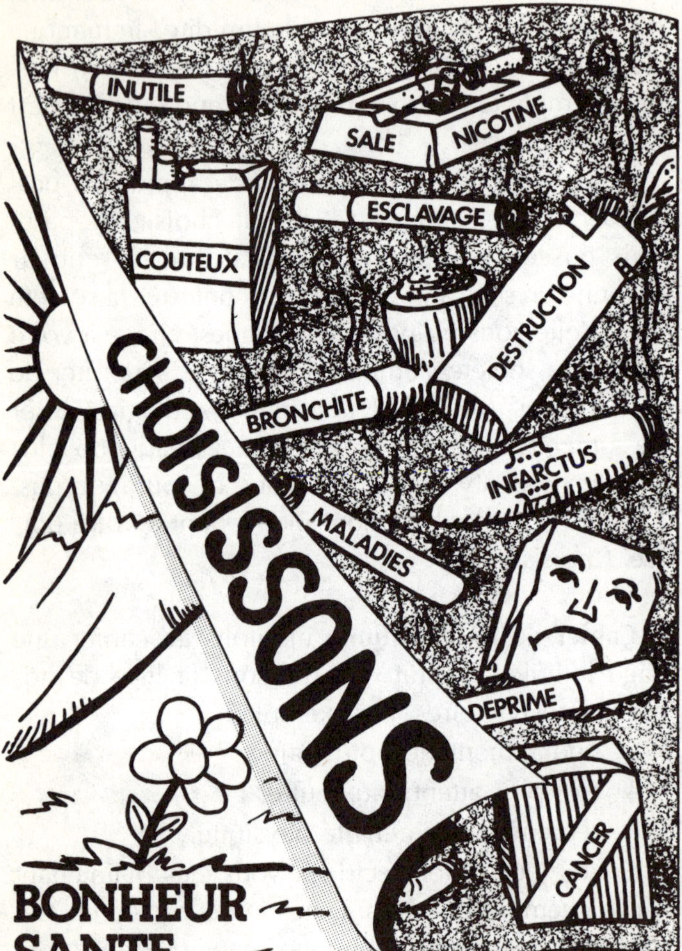
INUTILE
SALE
NICOTINE
COUTEUX
ESCLAVAGE
DESTRUCTION
CHOISISSONS
BRONCHITE
INFARCTUS
MALADIES
DEPRIME
CANCER
BONHEUR
SANTE

ADRESSES UTILES

ADRESSES INTERNATIONALES

Organisation mondiale de la santé (OMS)

Le tabagisme est la première cause évitable de mortalité et donc une préoccupation majeure pour l'OMS.
http://www.who.int
http://www.who.int/health_topics/smoking/en/

Institut Bruno Comby (IBC)

L'IBC diffuse des informations dans le domaine de la santé préventive sur l'alimentation, le sommeil, la gestion du stress et bien sûr pour cesser de fumer. Prévention du tabagisme. Conseils pour le sevrage du tabac...
http://www.comby.org (choisir votre langue et cliquer sur la rubrique « tabac »)

Test de dépendance

Le test de Fragerström vous propose en répondant à quelques questions simples de connaître votre degré de dépendance à la nicotine.

http://www.comby.org/tabac/testfr.htm (en français)
http://www.comby.org/tabac/testen.htm (en anglais)

Pétition pour le droit à l'air pur

Soutenez la lutte contre le tabagisme et signez la pétition pour le droit à l'air pur en quelques clics...
http://www.comby.org/signat/sigtabfr.htm (en français)
http://www.comby.org/signat/sigtaben.htm (en anglais)

Tremblement du fumeur

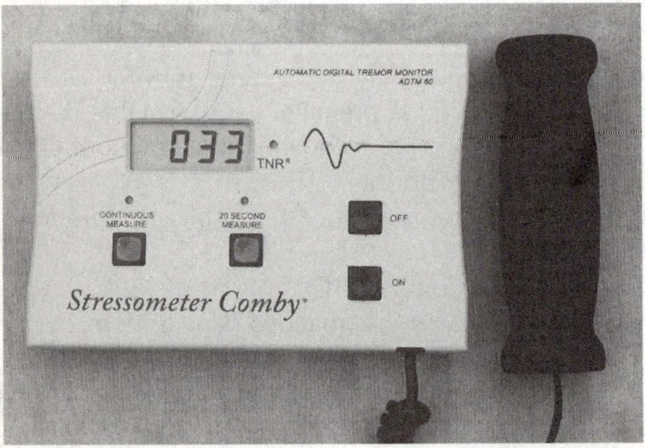

Le « stressomètre » est un appareil électronique mesurant le tremblement du fumeur, lequel augmente sous l'effet de la nicotine. Il en résulte une méthode scientifique basée sur la mesure du tremblement pour prendre conscience des méfaits du tabac, se motiver, apprendre à mieux se contrôler

et constater au fur et à mesure les bienfaits du sevrage.
http://www.tnr.fr (choisir votre langue puis cliquer sur « mesure du tremblement »)

« Plan de Cinq Jours » ou « Five Day Plan »

Une méthode qui a déjà aidé des millions de fumeurs dans le monde à cesser de fumer.
http://www.newstarthealthcare.com/5dintro.html
http://members.aol.com/nobleman66/fivedayplan1.html

Feel Free to Say No !

Site internet anti-tabac en plus de 10 langues s'adressant plus particulièrement aux jeunes avec le clip musical « feel free to say no ! ».
http://www.feel-free.info

ADRESSES FRANCOPHONES

Consultations anti-tabac

Adresses de consultations médicales d'aide au sevrage tabagique en France.
http://www-tabac-net.ap-hop-paris.fr/tab-soigner/ts-consultation/ts-annuaire-consultation/ts-adressess.html

Tabac info service

Service téléphonique d'information, d'écoute et de réponse aux questions sur le tabac et le tabagisme. Il suffit d'appeler le 0825 309 310. Ce service est destiné aux fumeurs et à leur entourage. Accessible 7 jours sur 7, de 8 heures à 22 heures (0,15 euro/minute).

Drogues, alcool, tabac info-services

Service téléphonique d'information et de prévention sur les drogues et les dépendances. Il suffit d'appeler le 113. Ouvert à tous : grand public, usagers, entourage, professionnels. Accessible 7 jours sur 7, 24 heures sur 24, anonyme et gratuit.
http://www.drogues.gouv.fr/fr/editeurs/ss_editeurs_dis.html

Tabac-Net

Site francophone d'information sur le tabagisme.
http://tabac-net.aphp.fr/

Fédération française de cardiologie (FFC)

Le tabagisme est la première cause évitable de maladies cardiaques.
http://www.fedecardio.com/

Comité national contre les maladies respiratoires (CNMR)

La mission du CNMR est la promotion de la santé respiratoire.
http://www.lesouffleclavie.com/

Institut national de prévention et d'éducation pour la santé (INPES)

L'INPES met en œuvre des programmes de prévention et développe l'éducation pour la santé.
http://www.inpes.sante.fr

Comité national contre le tabagisme (CNCT)

Le CNCT renseigne sur le tabac et comment s'arrêter. Il diffuse des informations, affiches, autocollants, brochures et documents sur le tabac.
http://www.cnct.org

Ligue Vie et Santé (LVS)

Association loi de 1901 qui organise depuis près de 30 ans des actions dans le domaine de la santé, notamment le *Plan de cinq jours* pour arrêter de fumer.
http://www.vie-et-sante.ch

Droits des non-fumeurs (DNF)

Association de défense des droits des non-fumeurs et de lutte contre la fumée du tabac en public.
http://www.d-n-f.org

Droit à l'air pur (DAP)

Association de lutte contre la banalisation de l'acte de fumer, en informant et en favorisant la prise de conscience des dangers du tabagisme actif et passif sur la santé.
http://www.droit-air-pur.com

Ligue contre le cancer (LCC)

La ligue organise diverses actions de prévention du tabagisme et d'information du public.
http://www.ligue-cancer.asso.fr

Office français du tabagisme (OFT)

Association pour la prévention, l'éducation, la vigilance réglementaire, l'information et la communication, la documentation, la recherche, les études

épidémiologiques, les actions judiciaires.
http://tabac-net.aphp.fr/oft/oft-homepage.html

Profil de fumeur

Découvrez quel type de fumeur vous êtes avec Santé-Canada.
http://www2.vivezsansfumee.ca/enr/q.asp

Tabac-info

Centre de ressources anti-tabac proposé par la Ligue contre le cancer, l'INPES et l'OFT.
http://www.tabac-info.net/

Conférences et stages anti-tabac

Animation par l'auteur de conférences sur le tabagisme et les moyens de s'en libérer ; stages pratiques de sevrage tabagique pour le public et les entreprises ; formation professionnelle sur le tabagisme ; formation de formateurs pour les médecins et professionnels de la santé.
http://www.comby.org

BIBLIOGRAPHIE

ALKSNE (H. & al.) : « A conceptual model of the life cycle of addiction » (*International Journal of Addiction*, 1967).

ALLMAN (L.R.) : « Group drinking during stress: effects on drinking behaviour, affect and psychopathology » (*American Journal of Psychiatry*, 1972).

AMERICAN CANCER SOCIETY : *Cigarette Smoking and Hearing Loss.*

ANTONY (C.) : *Cours pratique de yoga* (N.O.E., 1973).

ARMITAGE (S.K.) : *Pharmacological basis for the tobacco smoking habit* (Nature, 1968).

ARZEL (F.) : *Guide des vitamines* (Solar, 1982).

AUMENDRE (P.) : *Psychology of the smoker* (Rehabilitation, 1972).

BADGLEY (L.E.) : *Choose to live* (Human Energy Press, 1987).

BAIN (P.) : « Combined clinical and neurophysiological approach to the study of patients with tremor »

(*Journal of Neurology, Neurosurgery and Psychiatry*, 1993).

BAIN (P.), FINDLEY (L.J.), ATCHINSON (P.) : « Assessing tremor severity » (*Journal of Neurology, Neurosurgery and Psychiatry*, 1993).

BARNES (G.G.), NOBLE (P.) : *From soft drugs to narcotics* (Drugs and society, 1972).

BARTOL (C.R.) : « Extraversion and neuroticism and nicotine, caffeine and drug intake » (*Psychological Reports*, 1975).

BOUTIN (Pr) : *Faut-il vraiment arrêter de fumer ?* (Laffont, 1977).

BREHM (M.L.), BACK (K.W.) : « Self image and attitudes towards drugs » (*Journal of Personality*, 1968).

CHAIT (L.D.), GRIFFITHS (R.R.) : « Effects of caffeine on cigarette smoking and subjective response » (*Clinical & Pharmacological Therapy*).

COMBY (B.) : *La lutte anti-tabac dans l'entreprise* (ENSTA, 1985).

— *Stress-control* (Dangles, 1988).

— « New Method for the Measurement of Tremor at Rest » (*International Archives of Physiology, Biochemistry, Biophysics*, 1991).

— *Éloge de la sieste* (éditions TNR, 1992).

— *Méthode pratique de gestion du stress* (éditions TNR, 2004).

DANIELL (H.W.) : « Smoker's Wrinkles » (*Annals of Internal Medicine*, 1971).

DUPIN (H.) : *L'Alimentation* (E.S.F., 1978).

FLUCHAIRE (P.) : *Bien dormir pour mieux vivre* (Dangles, 1982 ; J'ai lu, 1992).

FOUCHER (P.) : *Tabac et sport* (thèse de doctorat en médecine, 1981).

FRÉOUR et COUDRAY (Prs) : *Fumeurs en question* (Leson, 1977).

GRIGORIEFF : *De l'acupuncture à l'acupressing* (Marabout, 1980).

HUNTER (C.) : *Vitamins* (Thorsons Pub., Angleterre, 1978).

JOYEUX (Pr) : *Choisissez de vivre. Alimentation et cancer* (F.X. de Guibert, 1985).

KOLLER (W.C.), CONE (S.), HERBSTER (G.) : « Caffeine and tremor » (*Neurology*, 1987).

LEBOVITS (B.) : « Cigarette smoking and personnality » (*Journal of Chronic Diseases*, 1972).

LINDENTHAL (J.J.) : « Smoking, psychological status and stress » (*Social Science and Medecine*, 1972).

LIPPOLD (O.C.), WILLIAMS (E.J.), WILSON (C.G.) : « Finger tremor and cigarette smoking » (*British Journal of Clinical Pharmacology*, 1980).

MACARTHUR (C.) : « The psychology of smoking » (*Journal of Abnormal Psychology*, 1958).

MARSHALL (J.), SCHNEIDEN (H.) : « Effect of adrenaline, noradrenaline, atropine, and nicotine on some types of human tremor » (*Journal of Neurology, Neurosurgery & Psychiatry*, 1956).

NAJDARI (Dr) : *Tabac et santé* (Delzan, 1983).

ORDRE DES MÉDECINS (*Bulletin de l'*) : « Médecins et tabac » (1976).

ROGER (Dr) : *S'arrêter de fumer* (France-Empire, 1984).

— « Sperm abnormalities and cigarette smoking » (*The Lancet*, 21 mars 1981).

STARENKYJ (D.) : *Le Mal du sucre* (Orion, 1981).

— *La Vie en abondance* (Orion, 1983).

STEUFFER (J.L.) : *Nicotine overdose after a single piece of nicotine gum* (Chest, 1986).

STIFFMAN (S.M.), GRITZ (E.R.) : « Effects of cigarette smoking and oral nicotine on hand tremor » (*Clinical Pharmacology & Therapy*, 1983).

SURGEON GENERAL : *Health consequences of smoking for women* (Report to U.S. department of Health and Human services, 1980).

TOMKINS (S.) : « Psychological model for smoking behaviour » (*American Journal of Public Health*, 1966).

— « Le Tabac » (*Laboratoires Sandoz*, n° 15, 1969).

TUBIANA (M.) : *Le Refus du réel* (Laffont, 1977).

— « Environnement et cancer » (*Gazette médicale*, 1980).

— *Le cancer* (P.U.F., 1985).

ZDONCZYK (D.), ROYSE (V.), KOLLER (W.C.) : « Nicotine and tremor » (*Clinical Neuropharmacology*, 1988).

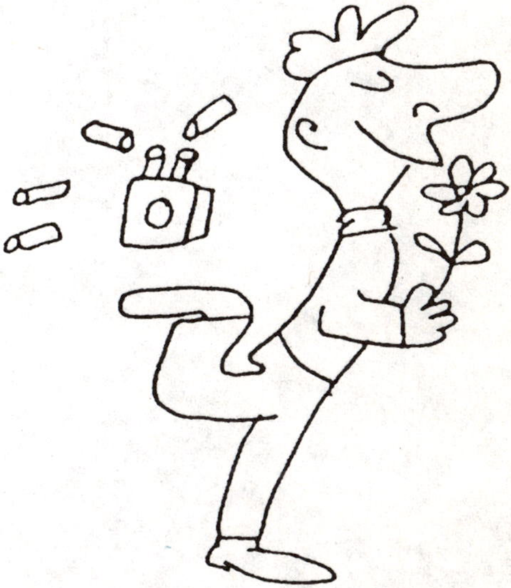

TABLE

Josette & Vincent Rousselet-Blanc
Les remèdes de grands-mères - n° 7272

Dr Hubert Sacksick
Les hormones - n° 7205

Jon Sandifer
L'acupression - n° 7204

Debbie Shapiro
L'intelligence du corps - n° 7208

Sidra Shaukat
La beauté au naturel - n° 7222

Rochelle Simmons
Le stress - n° 7190

André Van Lysebeth
J'apprends le yoga - n° 7197

Dr Andrew Weil
Huit semaines pour retrouver une bonne santé - n° 7193
Le corps médecin - n° 7210
Le guide essentiel de la diététique et de la santé - n° 7269

Diététique

Marie Binet & Roseline Jadfard
Trois assiettes et un bébé - n° 7113

Dr Alain Bondil & Marion Kaplan
Votre alimentation - n° 7010
L'âge d'or de votre corps - n° 7108

André Burckel
Les bienfaits du régime crétois - n° 7247

Dr Jean-Michel Cohen
Savoir maigrir - n° 7266
Au bonheur de maigrir - n° 6893

Sonia Dubois
Maigrissons ensemble ! - n° 7120
Restons minces ensemble ! - n° 7187

Dr Pierre Dukan
Je ne sais pas maigrir - n° 7246

Annie Hubert
Pourquoi les Eskimos n'ont pas de cholestérol - n° 7125

Dr Catherine Kousmine
Sauvez votre corps ! - n° 7029

Linda Lazarides
Le régime anti-rétention d'eau - n° 6892

Marianne Leconte
Maigrir - Le nouveau bon sens - n° 7221

Colette Lefort
Maigrir à volonté - n° 7003

Michelle Joy Levine
Le choix de la minceur - n° 7267

Michel Montignac
Je mange donc je maigris… et je reste mince ! - n° 7030
Recettes et menus Montignac - n° 7079
Recettes et menus Montignac 2 - n° 7164
Comment maigrir en faisant des repas d'affaires - n° 7090
La méthode Montignac Spécial Femme - n° 7104
Mettez un turbo dans votre assiette - n° 7117
Je cuisine Montignac - n° 7121
Restez jeune en mangeant mieux - n° 7137
Boire du vin pour rester en bonne santé - n° 7188

Lionelle Nugon-Baudon
Toxic-bouffe - Le dico - n° 7216

Dr Philippe Peltriaux & Monique Cabré
Maigrir avec la méthode Peltriaux - n° 7156

Nathalie Simon
Mangez beau, mangez forme - n° 7126

Sexualité

Régine Dumay
Comment bien faire l'amour à une femme - n° 7227
Comment bien faire l'amour à un homme - n° 7239

Céline Gérent
Savoir vivre sa sexualité - n° 7014

John Gray
Mars et Vénus sous la couette - n° 7194

Dr Barbara Keesling
Comment faire l'amour toute la nuit - n° 7140
Le plaisir sexuel - n° 7170

Brigitte Lahaie
Les chemins du mieux-aimer - n° 7128

Dr Gérard Leleu
Le traité des caresses - n° 7004
Le traité du désir - n° 7176

Dagmar O'Connor
Comment faire l'amour à la même personne... pour le reste de votre vie - n° 7102

Jean Paccalin
Une pilule nommée désir - n° 7180

Isabelle Yhuel
Les femmes et leur plaisir - n° 7268

Vie familiale

Edwige Antier
J'aide mon enfant à se concentrer - n° 7232
L'enfant de l'Autre - n° 7250
Éloge des mères - n° 7283

Françoise Civeyrel
Consommez bien. Dépensez mieux - n° 7098

Brigitte-Fanny Cohen
Un bébé mais pas à tout prix - n° 6859

Dr Julien Cohen-Solal
Comprendre et soigner son enfant – I - n° 7096
Comprendre et soigner son enfant – II - n° 7097
Être heureux à l'école ? - n° 7173
Les deux premières années de la vie - n° 7203

Carolyn & Philip A. Cowan
1+1 = 3 - n° 7065

Shakuntala Devi
Éveillez le génie qui est en votre enfant - n° 7277

Brigitte Hemmerlin
Maman Solo - n° 7100

Tracy Hogg
Les secrets d'une charmeuse de bébés - n° 6970

Harry Ifergan & Rica Etienne
6-12 ans, l'âge incertain - n° 6478
Mais qu'est-ce qu'il a dans la tête ? - n° 7271

Vicki Iovine
Grossesse, le guide des copines - n° 7176

Hélène de Leersnyder
Laissez-les faire des bêtises - n° 7106

Gerry Marino
La nouvelle famille - n° 7122

Bernard Martino
Le bébé est un combat - n° 7181

Heather Noah
S'épanouir en attendant bébé - n° 7252

Nancy Samalin
Savoir l'entendre, savoir l'aimer - n° 7062
Conflits parents-enfants - n° 7198

Chantal de Truchis-Leneveu
L'éveil de votre enfant - n° 7146

Bienêtre

7012

Composition Nord Compo
Achevé d'imprimer en France (Manchecourt)
par Maury-Eurolivres
le 13 avril 2004.
Dépôt légal avril 2004. ISBN 2-290-34142-8

Éditions J'ai lu
84, rue de Grenelle, 75007 Paris
Diffusion France et étranger : Flammarion